Salud intestinal

Trastornos digestivos, nutrición
y microbiota

Salud intestinal

Trastornos digestivos, nutrición y microbiota

Iker Gómez-García
Laura Arellano-García
Jenifer Trepiana Arin
Iñaki Milton-Laskibar
María P. Portillo
Saioa Gómez-Zorita

Grupo Nutrición y Obesidad. Dpto. Farmacia y Ciencias de los Alimentos.
Área Nutrición y Bromatología.
Facultad de Farmacia. Universidad del País Vasco (UPV/EHU)
y Centro de Investigación Lucio Lascaray. Vitoria-Gasteiz.
Ciber Fisiopatología de la Obesidad y Nutrición. Instituto de Salud Carlos III.
Instituto de Investigación Sanitaria Bioaraba.

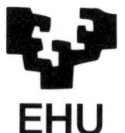

EHU

CIP. Biblioteca Universitaria

Salud intestinal: trastornos digestivos, nutrición y microbiota / Iker Gómez García… [et al.]. – [Leioa] : Universidad del País Vasco / Euskal Herriko Unibertsitatea, Argitalpen Zerbitzua = Servicio Editorial, D.L. 2025. – 131 p.: il. gráf.; 21 cm.
    Bibliografía: p. 117-131.
    D.L.: BI 01473-2025. — ISBN: 978-84-1319-697-8

1. Intestinos – Enfermedades.   2. Enfermedades de la nutrición.   3. Intestinos – Microbiología.   I. Gómez García, Iker, coaut.

616.34

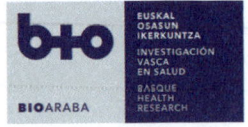
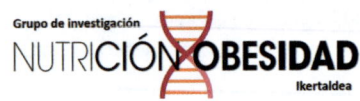

ISBN: 978-84-1319-697-8
Depósito legal/Lege gordailua: LG BI 01473-2025

Índice

Índice de tablas y figuras

1

Introducción

Existen numerosas enfermedades y trastornos que pueden afectar al intestino, algunas de ellas de forma crónica, es decir, de larga duración, y otras de manera puntual o transitoria. Entre las más relevantes se encuentran la enfermedad inflamatoria intestinal, que engloba patologías como la **enfermedad de Crohn** y la **colitis ulcerosa**, ambas caracterizadas por inflamación crónica del tubo digestivo, que puede provocar dolor abdominal, diarrea persistente y malabsorción de nutrientes. Otro trastorno muy frecuente es el **síndrome del intestino irritable**, también conocido como colon irritable, que, aunque no causa daños permanentes en el intestino y es un trastorno benigno, empeora la calidad de vida de quienes lo padecen, con síntomas como dolor abdominal, gases, hinchazón, diarrea o estreñimiento. La **enfermedad celíaca** es otra afección intestinal importante. Se trata de una reacción autoinmune que se desencadena por la ingesta de gluten, una proteína presente en algunos cereales, y que genera inflamación crónica del intestino delgado, afectando a la absorción de nutrientes y generando múltiples síntomas digestivos y extradigestivos.

Junto a estas enfermedades, cada vez se diagnostican más intolerancias alimentarias, como la **intolerancia a la lactosa** (el azúcar de la leche), **a la fructosa** (un tipo de azúcar presente en frutas y algunos edulcorantes) o **al sorbitol** (presente en algunas frutas y empleado como edulcorante). Estas intolerancias pueden provocar malestar digestivo, gases, hinchazón, diarrea o dolor abdominal. Además, es importante mencionar otras afecciones como la **diverticulosis** y la **diverticulitis**. Por otra parte, hay que indicar que hay problemas digestivos muy comunes como la diarrea y el estreñimiento, que no son patologías en sí mismas sino signos asociados a numerosas enfermedades.

En todos estos trastornos, la nutrición desempeña un papel fundamental, no sólo como apoyo al tratamiento, sino también como herramienta de prevención y mejora de la calidad de vida de las personas que padecen estas afecciones. Una dieta adecuada a cada situación puede ayudar a controlar los signos y síntomas, prevenir brotes y complicaciones, así como garantizar un aporte óptimo de nutrientes esenciales para mantener la salud.

Por otro lado, mencionar que cada vez más estudios científicos señalan que el intestino es un órgano de gran importancia en nuestra salud. Durante muchos años, se pensó que su única función era la de digerir los alimentos y absorber los nutrientes. Sin embargo, hoy en día se sabe que el intestino y los billones de microorganismos que lo habitan, conocidos como **microbiota intestinal**, desempeñan un papel clave en numerosas funciones del organismo como la respuesta inmune. Sobre la composición de esta microbiota impactan diversos factores tanto positiva como negativamente. Así, cabe citar la alimentación, la actividad física, el estrés o el consumo de tóxicos, entre otros. Un desequilibrio en la composición de la microbiota se relaciona con numerosas enfermedades digestivas, así como a otras alteraciones de la salud como son la obesidad o la resistencia a la insulina.

2

Enfermedad inflamatoria intestinal: Enfermedad de Crohn y colitis ulcerosa

Se le denomina **enfermedad inflamatoria intestinal** (EII) al conjunto de trastornos digestivos que provocan inflamación crónica y recurrente en el intestino, como son la **enfermedad de Crohn** y la **colitis ulcerosa**. En España, se estima que aproximadamente un 0,8 % de la población padece una EII, afectando tanto a adultos, como a población adolescente e infantil [1]. A pesar de que todavía no se conocen totalmente las causas que dan origen a estos trastornos digestivos, numerosos estudios apuntan a que la EII es consecuencia de un desequilibrio de las **células del sistema inmune** en la mucosa intestinal, cuyo desarrollo está condicionado tanto por **predisposición genética** como por **factores ambientales** [2]. La EII es una enfermedad crónica caracterizada por un curso prolongado, con períodos de remisión y recurrencias. La enfermedad de Crohn y la colitis ulcerosa comparten el componente inflamatorio, y producen algunos signos y síntomas clínicos similares [3]. No obstante, existen ciertas diferencias entre los dos trastornos:

— **Enfermedad de Crohn:** las lesiones provocadas por este trastorno pueden aparecer por *todo el tracto gastrointestinal*, desde la boca hasta el ano, pudiendo incluso provocar complicaciones fuera del tubo digestivo (**Figura 1**). Los signos y síntomas más comunes son dolor abdominal, diarrea, fiebre, pérdida de peso, aparición de fístulas (conexiones anormales entre órganos) y abscesos (acumulaciones de pus), y fatiga. La extensión del proceso inflamatorio puede afectar a *todas las capas de la pared intestinal,* lo que se conoce como **inflamación intramural** (**Figura 2**), y puede haber zonas sanas entre zonas afectadas [4].

— **Colitis ulcerosa:** a diferencia de la enfermedad de Crohn, las lesiones aparecen *únicamente en el colon*, afectando siempre en primer lugar al recto (**Figura 1**). Los signos y síntomas más característicos son diarrea con sangre, urgencia para defecar, secreción mucosa, dolor abdominal y rectal, y tenesmo (sensación de evacuación incompleta). La inflamación se extiende de manera continua únicamente en las *capas más superficiales del epitelio*, la mucosa y la submucosa (**Figura 2**) [5].

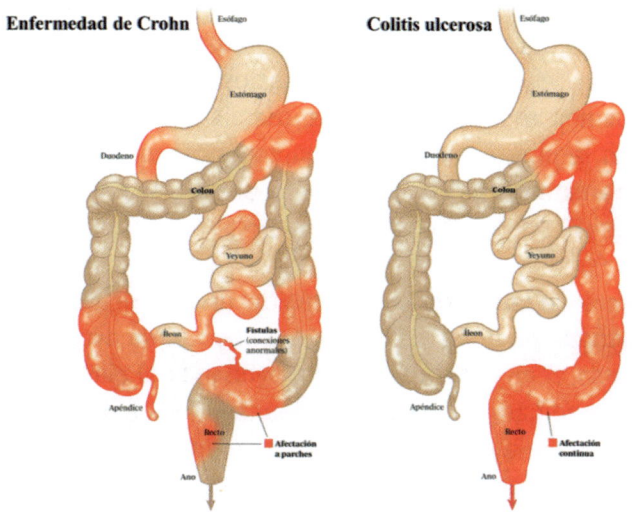

Figura 1

Distribución de lesiones en la enfermedad de Crohn y en la colitis ulcerosa. Adaptado de Clínica Universidad de Navarra [6]

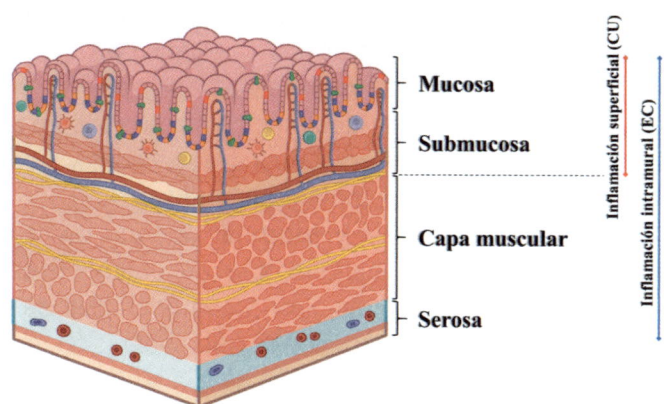

Figura 2

Afectación de las capas de la pared intestinal en la enfermedad de Crohn (EC) y en la colitis ulcerosa (CU)

Realizar un correcto **diagnóstico** de la EII es fundamental para detectar las zonas afectadas del intestino y determinar así la gravedad de las lesiones. Conocer estos datos del paciente permite prescribir el tratamiento más adecuado para cada persona. Junto con la observación de los síntomas clínicos, existen **diferentes herramientas** de diagnóstico entre las que destacan las siguientes [7]:

— **Tests de laboratorio**: a través del análisis de ciertos biomarcadores, tanto en suero como en heces, se evalúa principalmente el nivel de inflamación, ayudando al diagnóstico de la EII. Además, el análisis de algunos biomarcadores específicos puede ayudar a diferenciar entre la enfermedad de Crohn y la colitis ulcerosa. La principal ventaja de estas pruebas es que no son invasivas, y que permiten (además de detectar la enfermedad), evaluar si se encuentra en fase de actividad o remisión. La mayor limitación que presentan es que algunos marcadores no son indicadores específicos de la EII.

— **Técnicas de imagen**: herramientas como la ecografía intestinal, la resonancia magnética o la tomografía computarizada, son útiles para observar lesiones en el intestino, y, por lo tanto, para el diagnóstico, localización y evaluación de la enfermedad. Mediante estas técnicas es posible observar complicaciones (fístulas, abscesos) y descartar otras patologías con síntomas compartidos.

— **Endoscopia digestiva y biopsia**: aunque es la herramienta más invasiva, la endoscopia (generalmente gastroscopia o colonoscopia) combinada con la biopsia de tejido, es la herramienta de diagnóstico y de evaluación más utilizada en pacientes con sospecha de EII. Mediante esta técnica se puede detectar inflamación del intestino, con distribución continua en el caso de la colitis ulcerosa, o con distribución segmentada en el caso de la enfermedad de Crohn. También se pueden observar úlceras longitudinales con forma de «adoquín», fístulas, pólipos o estenosis (estrechamiento de los tejidos), síntomas compatibles con la enfermedad de Crohn.

En cuanto a la **prevención** de la EII, pese a que el factor genético tiene gran peso en la progresión de la enfermedad, la evidencia científica indica que mantener hábitos de vida saludables puede reducir la probabilidad de padecerla, además de promover un buen estado de salud. Más concretamente, se ha observado que practicar actividad física regularmente, no fumar, evitar la exposición a ambientes urbanos con mucha polución, y seguir una dieta saludable como la Dieta Mediterránea (rica en frutas, verduras, legumbres, pescado y frutos secos), podría tener un efecto protector frente al desarrollo de la EII [8,9].

La **desnutrición** es un problema muy frecuente en los pacientes con EII, debido a que aumenta el riesgo de infecciones, complicaciones posoperatorias y un peor pronóstico, elevando la **morbilidad** y **mortalidad** del paciente [10-12]. Son varios los factores que pueden contribuir a un estado de desnutrición, los principales son:

1. **Reducción de la ingesta oral:** en general, tener dolor abdominal, diarrea o náuseas puede conllevar una disminución del apetito y del disfrute al comer. Además, por miedo a los síntomas, los pacientes suelen optar por autoimponerse dietas más restrictivas.

2. **Malabsorción intestinal:** en pacientes de EII pueden darse diferentes déficits nutricionales en función de la localización anatómica de la inflamación intestinal [13,14]. Estos son los principales nutrientes comprometidos en función del segmento del intestino afectado:

   – Afectación del duodeno y yeyuno: en el yeyuno se produce la absorción de la mayoría de los micronutrientes y macronutrientes. Los déficits más comunes son de hierro, calcio, magnesio, fósforo, vitamina C, vitaminas del complejo B (B1, B2, B6 y B9) y vitaminas liposolubles (A, D, E y K).

– Afectación del íleon: el íleon es clave en la absorción de ciertos nutrientes y para el reciclaje de sales biliares. Los déficits más comunes son de vitamina B12 y de sales biliares.

– Afectación del colon: la inflamación de esta zona del intestino puede llevar a pérdidas importantes de agua y electrolitos (sodio, potasio, magnesio y zinc) debido a las constantes diarreas.

Para garantizar la cobertura de estos déficits nutricionales se tiene en cuenta la gravedad de la enfermedad, siendo el abordaje nutricional más utilizado la suplementación por vía oral en casos menos graves, la nutrición enteral (a través de la vía digestiva) cuando el tracto gastrointestinal del paciente sigue funcional, y por último, en caso de no poder utilizar el tubo digestivo total o parcialmente, se recurre a la nutrición parenteral, es decir, suministrar los nutrientes por vía venosa.

3. **Pérdidas gastrointestinales:** además de la diarrea crónica, muchos pacientes sufren vómitos y fístulas que provocan la pérdida de nutrientes (vitaminas y minerales) y líquidos.

4. **Aumento del requerimiento energético:** el proceso inflamatorio sistémico aumenta el metabolismo basal y se da un proceso catabólico acelerado. Esto significa que el cuerpo consume más energía, incluso en reposo, y descompone en mayor proporción proteínas musculares, lo que contribuye a la pérdida de masa magra y aumenta las necesidades proteicas.

Actualmente no existe ningún **tratamiento farmacológico** específico que cure por completo la EII. Sin embargo, algunos fármacos son utilizados para ayudar a que los síntomas remitan y a mejorar la calidad de vida de los pacientes (**Tabla 1**) [15].

Tabla 1

Tratamiento farmacológico de la EII

Clase de fármaco	¿Para qué sirve?	Ejemplos
Aminosalicilatos	Reducen la inflamación en la mucosa intestinal, actuando específicamente sobre el colon. Son utilizados como tratamiento para inducir la fase de remisión en la colitis ulcerosa (tanto en la etapa leve como en la moderada), y para el mantenimiento de esta. No han demostrado eficacia en el tratamiento de la enfermedad de Crohn.	Mesalazina, sulfasalazina
Corticoesteroides	Reducen la inflamación de forma rápida durante los brotes moderados a graves (Crohn y colitis ulcerosa). No se usan para mantenimiento debido a que a largo plazo presentan efectos secundarios.	Prednisona, budesonida
Inmunosupresores	Regulan la respuesta excesiva del sistema inmune y reducen la inflamación. Eficaces en la inducción y mantenimiento de la remisión.	Azatioprina, mercaptopurina
Terapia biológica	Actúan sobre diferentes factores implicados en la regulación del sistema inmune. Los más comunes intervienen inhibiendo o bloqueando la actividad del factor de necrosis tumoral alfa (TNF-α), una proteína que activa el proceso inflamatorio y se produce en exceso en la EII. Se suelen utilizar cuando los tratamientos convencionales no funcionan.	Infliximab, adalimumab

En casos en los que el tratamiento farmacológico no es efectivo, los cambios en los hábitos de vida no mejoran la sintomatología, o en situaciones de la enfermedad de Crohn con complicaciones en la que aparecen fístulas, estenosis (estrechamientos) o enfermedad perianal, está recomendado el uso de **cirugía** para extirpar la zona afectada e intentar así mejorar la calidad de vida de los pacientes [16].

Los tratamientos farmacológicos para la EII son fundamentales para controlar la inflamación intestinal, pero el uso de estos también puede conllevar **deficiencias nutricionales**. Estas deficiencias pueden darse debido a que los fármacos dificultan el correcto **metabolismo** y/o la **absorción** de nutrientes. A continuación, se presentan los déficits nutricionales más comunes asociados al tratamiento con fármacos (**Tabla 2**) [17-20].

Tabla 2

Posibles déficits nutricionales por tratamiento farmacológico

Clase de fármaco	Posibles déficits nutricionales
Aminosalicilatos	Ácido fólico y hierro
Corticoesteroides	Calcio, vitamina D, potasio, magnesio y zinc
Inmunosupresores	Ácido fólico
Terapia biológica	Zinc y selenio. Pueden aumentar también los requerimientos de proteína

Aparte del tratamiento farmacológico, la **dieta** juega también un papel fundamental en la evolución de la EII, pudiendo **reducir la sintomatología** y **alargar los períodos de remisión**. Seguir un patrón alimentario saludable como la Dieta Mediterránea puede favorecer la reducción de brotes de la enfermedad [21]. Esta dieta se basa principalmente en el consumo de verduras y frutas frescas y variadas, hidratos de carbono complejos, carnes magras y pescado, y grasas monoinsaturadas, y no contiene alimentos ultraprocesados ni azúcares añadidos.

Las recomendaciones dietéticas a pacientes con EII varían en función de la zona del intestino afectada y de la fase de la enfermedad, siendo más restrictivas en momentos de brotes sintomatológicos, y fomentando una dieta más variada en fases de remisión [22] (**Tabla 3**). Hay que tener en cuenta que cuando un paciente está en fase de remisión no tiene necesidades nutricionales distintas a las que tendría en ausencia de la enfermedad. Sin embargo, seguir un patrón alimentario saludable, como la Dieta Mediterránea, podría ofrecer beneficios adicionales a quienes padecen EII, por sus propiedades antiinflamatorias.

Actualmente, no existe evidencia suficiente que relacione el consumo de **alimentos específicos** con el empeoramiento de los brotes de actividad inflamatoria en la EII. De hecho, a la hora de hacer recomendaciones dietéticas a pacientes con EII, se hace especial hincapié en prestar atención a los alimentos que el paciente consume, para evitar solo aquellos alimentos que de forma reiterada y sistemática aumenten los síntomas. Sin embargo, se ha observado que gran parte de los pacientes con EII empeoran su sintomatología tras ingerir alimentos que presentan alto contenido en **grasa** y/o **fibra** [23,24]. Respecto a las grasas, debido al estado de inflamación del intestino, este podría presentar dificultades para absorberlas, pudiendo agravar síntomas como el dolor abdominal o la diarrea. En cuanto a la fibra, se cree que tanto los residuos fecales abundantes, como los gases producidos por la fermentación de la fibra, podrían en algunos pacientes aumentar el dolor abdominal. Por último, se ha visto además que el consumo de alimentos con **lactosa** podría desencadenar síntomas de la EII en algunos pacientes. El **personal sanitario** será siempre el encargado de guiar al paciente durante el tratamiento dietético, con el objetivo de identificar, a través de una dieta de eliminación, los alimentos que no son tolerados y deben evitarse.

Tabla 3
Recomendaciones dietéticas para el manejo de la EII [22]

Fase de la EII	Recomendación dietética
Fase de remisión	Alimentación saludable y variada para población sana, excluyendo alimentos que por propia experiencia no han sido bien tolerados. • Basar la alimentación en cereales, verduras y hortalizas, frutas y legumbres. • Consumo diario de leche y derivados. • Consumo preferible de pescados blancos y carnes magras. Pescado azul 2-3 veces por semana. La carne roja puede consumirse máximo 1 vez cada 15 días. Huevos 2-4 veces por semana. • Limitar el consumo de alimentos ultraprocesados y/o alimentos con alto contenido en azúcares refinados. • Técnicas culinarias recomendadas: plancha, horno, hervido, papillote, cocido al vapor, wok.
Brote leve	Dieta fraccionada (los alimentos de la dieta se distribuyen en mayor número de ingestas, menos copiosas), controlada en fibra insoluble y baja en lactosa, de fácil digestión y con adecuada hidratación. • Lácteos sin lactosa. Evitar yogures con trozos de fruta o cereales, con elevado aporte de grasa (tipo griego) y quesos grasos. • Priorizar carnes magras como pollo, conejo y pavo, y pescados blancos como rape y merluza. Los huevos, cocidos o en tortilla francesa. • Verduras y hortalizas en forma de crema/puré o chafadas. • Pan tostado, arroz y pasta pasados de cocción (para facilitar la digestión), sémolas de arroz o trigo, patata cocida. • Manzana o pera al horno o al microondas. Frutas en licuados. • Aceite de oliva para cocinar y aliñar. • Técnicas culinarias recomendadas: plancha, hervido o cocido al vapor. • Hidratación: agua, gelatinas, agua de arroz, infusiones.

Fase de la EII	Recomendación dietética
Brote moderado	Dieta fraccionada, sin lactosa, controlada en grasas, baja en fibra y con adecuada hidratación. La recomendación en la fase de brote moderado se mantiene igual que en la fase de brote leve, salvo en estos puntos: • Consumir lácteos sin lactosa y desnatados. • Verduras y hortalizas exclusivamente en forma de cremas y purés. • Evitar los licuados de frutas. • Técnicas culinarias recomendadas: hervido o cocido al vapor, en lugar de plancha.
Brote severo	Esta fase puede requerir ingreso hospitalario y soporte nutricional específico. En esta fase el personal sanitario puede prescribir una dieta a base de productos dietéticos en forma líquida. La recomendación en la fase de brote severo se mantiene igual que en la fase de brote moderado, reduciendo al máximo la cantidad de fibra en el grupo alimentario de cereales: • Pan tostado no integral del día (por su aporte de fibra más reducido). Arroz hervido, sémola de arroz, tapioca, pasta pequeña de sopa, harina de maíz.

3

Síndrome del intestino irritable

El **síndrome del intestino irritable (SII)**, también conocido como «**colon irritable**», es un trastorno funcional del tubo digestivo que se manifiesta de manera **crónica**, caracterizándose por molestias o dolor abdominal, hinchazón y alteraciones del hábito intestinal, que puede variar desde **diarrea** a **estreñimiento**, o ambos. Es una patología muy frecuente, cuya prevalencia mundial se estima en un 14 % de la población, siendo ésta mayor en mujeres que en hombres [25]. Es importante destacar que es un trastorno **benigno**, y aunque hay que tener en cuenta que puede disminuir moderadamente la calidad de vida del paciente, no aumenta las probabilidades de padecer cáncer, ni disminuye la supervivencia.

El **síntoma principal** es el dolor abdominal, que puede ser difuso o localizado en el hemisferio inferior, de tipo cólico, acompañado de cambios en la frecuencia o consistencia de las defecaciones. Al tratarse de un trastorno crónico, el SII presenta períodos agudos, que se alternan con períodos de remisión. Es característico del SII que estos síntomas disminuyan tras la defecación y que respeten las horas de sueño.

Aunque la **causa** exacta que provoca el SII no se conoce a día de hoy, existen varias teorías al respecto y factores de riesgo potenciales (**Tabla 4**) que podrían aumentar las probabilidades de sufrir este trastorno:

— **Contracciones anómalas del colon y del intestino delgado:** las paredes del intestino están recubiertas de músculos que se contraen con el objetivo de mover los alimentos a lo largo del tubo digestivo hacia el exterior. Cuando se producen contracciones más fuertes, estas pueden causar calambres que provocan molestias abdominales. Sin embargo, no está claro si podría ser la causa o un síntoma del SII.

— **Sistema nervioso:** el sistema digestivo está conectado con el sistema nervioso, coordinando las señales entre el cerebro y el intestino para llevar a cabo la digestión. Si existen anomalías en estos nervios que inervan el sistema digestivo se pueden sentir molestias cuando el abdomen se estira debido a las heces o a los gases.

— **Infección grave:** un episodio de gastroenteritis grave causado por bacterias (por ejemplo, *Salmonella, Campylobacter o Shigella*) o por un virus podría desencadenar el SII.

— **Estrés y ansiedad:** ambas alteraciones psicológicas pueden afectar al intestino debido a que el sistema nervioso y el sistema digestivo están conectados a través del eje intestino-cerebro.

— **Aumento de la sensibilidad visceral:** los nervios del intestino podrían presentar hiperactividad en los pacientes con SII, haciendo que cantidades de gas o movimientos intestinales normales sean percibidos como excesivos y dolorosos.

— **Cambios en la microbiota intestinal:** en pacientes con SII se ha detectado una alteración en la diversidad de la microbiota intestinal [26] y cambios en las concentraciones de ácidos grasos de cadena corta (AGCC) [27], moléculas producidas por las bacterias intestinales al fermentar la fibra dietética, lo que podría desencadenar los síntomas observados en estos pacientes.

Tabla 4

Factores que aumentan el riesgo de desarrollar el SII

Factores de riesgo para desarrollar SII	
Edad	Más frecuente en menores de 50 años.
Sexo	Más prevalente en el sexo femenino.
Genética	Tener antecedentes familiares de SII.
Alteraciones psicológicas	Sufrir ansiedad, depresión u otros problemas de salud mental.

El **diagnóstico del SII** se basa en la presencia de criterios clínicos (criterios Roma IV, **Tabla 5**) y en la ausencia de anormalidades presentes en las pruebas complementarias (parámetros bioquímicos, endoscopia o exploración radiológica).

Tabla 5

Criterios Roma IV para el diagnóstico del SII [28]

Criterios Roma IV para el diagnóstico del SII		
Presencia de dolor abdominal recurrente (mínimo un día a la semana durante los últimos tres meses), con síntomas iniciales de mínimo 6 meses antes del diagnóstico, y asociado por lo menos a dos de los siguientes síntomas:		
Alteraciones en la defecación	Cambio en la frecuencia de las deposiciones	Cambio en la forma y apariencia de las deposiciones

Además, el SII se puede clasificar en 4 tipos según el hábito deposicional, que puede ir cambiando a lo largo de la evolución de la enfermedad:

— **SII con estreñimiento:** cuando más del 25 % de las defecaciones son heces tipo 1 o 2 según la escala de Bristol (ver **Figura 6**) y menos del 25 % son heces tipo 6 o 7 según dicha escala.

— **SII con diarrea**

— **SII mixto:** estreñimiento + diarrea.

— **SII no tipificado:** no se logra incluir en ningún grupo de los anteriores.

Además de los síntomas mencionados anteriormente, los pacientes pueden presentar distensión abdominal, moco en las heces, escapes de heces (incontinencia fecal), náuseas, vómitos o flatulencias, entre otros. Además, es muy frecuente que los síntomas del SII empeoren en momentos de la vida en los que se sufren alteraciones psicológicas como ansiedad, depresión o etapas de mucho estrés.

No obstante, existen varios «**signos de alarma**» que deberían hacer reconsiderar el diagnóstico del SII al personal sanitario, y descartar así que no se trate de otra patología no benigna. Algunos de estos signos son los siguientes:

— Diarrea continua.

— Presencia de sangre en las heces.

— Anemia.

— Fiebre.

— Pérdida de peso no intencionada.

— Historia familiar de cáncer de colon o de enfermedad intestinal.

— Cambio repentino en el ritmo de deposiciones en un paciente mayor de 50 años.

En cuanto al **tratamiento**, no hay un tratamiento único para el SII, sino que deben combinarse unos adecuados hábitos de vida y dietéticos junto con un tratamiento farmacológico dirigido según el tipo de SII diagnosticado.

— Mejora en los hábitos de vida:

• Estilo de vida ordenado, evitando las situaciones estresantes o si no es posible, cambiando la forma de enfrentarse a ellas.

- Evitar el consumo de tabaco y alcohol.
- Tomarse el tiempo necesario para defecar y hacerlo en un ambiente relajado.
- Realizar actividad física diaria, ya que ayuda a mejorar la motilidad intestinal y a la conexión intestino-cerebro.

— Recomendaciones dietéticas:

- Realizar de 4 a 5 comidas al día, tomándose su tiempo en cada una de ellas.
- Tener una alimentación lo más variada posible, evitando la cafeína y picantes que pueden causar irritación, y las cantidades elevadas de grasas porque se digieren más lentamente. No se deben eliminar alimentos que contengan lactosa, gluten, etc., sin consultarlo con el personal sanitario y sin haber realizado previamente una dieta de exclusión para identificar que efectivamente dicho alimento está empeorando los síntomas del SII y no es bien tolerado.
- Aumentar la cantidad de fibra en la dieta, lo que tiene beneficios a la hora de mejorar la diarrea y el estreñimiento.
- Garantizar una hidratación adecuada en pacientes que sufren diarrea. Además, aumentar el consumo de líquidos es fundamental cuando se aumenta el consumo de fibra en la dieta ya que ayuda a mejorar el estreñimiento.

— **Novedades en las recomendaciones dietéticas:**

- En los últimos años, se ha estudiado el posible beneficio de la **dieta baja en FODMAPs**, una dieta pobre en fructo-, oligo-, di- y monosacáridos y polioles fermentables (**Tabla 6**), que engloban a un grupo de hidratos de carbono altamente fermentables por las bacterias del intestino, pero cuya absorción es baja y estimulan la movilización de una gran cantidad de líquidos en la luz intestinal (son osmóticamente activos). En los últimos estudios se ha concluido que esta dieta disminuye los síntomas del SII, mejorando la consistencia de las heces y la calidad de vida de los pacientes. Sin embargo, esta dieta, al ser bastante restrictiva, puede provocar alteración de la composición de la microbiota intestinal [29].

En el caso en el que se decida llevar una dieta pobre en estos alimentos, se recomienda elaborar un diario dietético en el que se apunte todos los alimentos que se ingieren y los síntomas presentados (puede ser de ayuda utilizar la escala de Bristol (ver **Figura 6**) para especificar el aspecto de las heces).

A continuación, se detallan las tres fases de la dieta baja en FODMAPs (**Tabla 6**).

Tabla 6

Dieta baja en FODMAPs [30]

Primera fase: eliminación, dieta pobre en FODMAPs	Segunda fase: reintroducción de alimentos eliminados en la primera fase	Tercera fase: personalización
Durante 6-8 semanas. Menos de 0,5 g FODMAPs/ingesta o de 3 g/día. Utilizar los alimentos permitidos que figuran en la Tabla 7.	Reintroducir los alimentos por grupos de FODMAPs incluidos en la Tabla 8 (cada semana un grupo de forma individual, no de forma sumatoria). En el caso de que aparezcan síntomas con un determinado grupo, eliminar este y continuar con el siguiente grupo.	Capacitar al paciente para controlar sus propios síntomas consumiendo solo alimentos que contengan FODMAPs según su propio límite de tolerancia.

Tabla 7

Alimentos que contienen una cantidad baja de FODMAPs (fase 1).
Adaptado de Zugasti Murillo, A. *et al.* [30]

	Alimentos que puede tomar en la fase de eliminación
Lácteos con una cantidad baja de lactosa	Lácteos y derivados sin lactosa. Quesos curados. Bebidas vegetales (la de soja que no contenga inulina).
Cereales	Arroz, maíz, avena, quinoa, mijo, espelta y tapioca.
Verduras y hortalizas	Patata, boniato, calabacín, calabaza, acelga, espinacas, alubia verde, pimiento rojo, pepino, lechuga, endivia, tomate, zanahoria, apio. Perejil, cilantro, albahaca, menta, chile, orégano, tomillo, romero * *Estas especias se pueden utilizar para aliñar la comida, ya que no se puede utilizar ajo y cebolla.*
Frutas	Plátano, uva, melón, kiwi, lima, limón, mandarina, naranja, papaya, piña, frambuesa, fresa.
Frutos secos	Almendras, anacardos, cacahuetes, semillas de girasol y calabaza.
Grasas	Aceites vegetales de oliva o girasol, mantequilla, mayonesa.
Edulcorantes	Sacarosa. Edulcorantes: sucralosa, estevia, aspartamo, sacarina. Mermeladas de frutas permitidas.
Bebidas	Infusiones, cacao, café y refrescos azucarados o con los edulcorantes permitidos.

Tabla 8

Alimentos que contienen una cantidad elevada de FODMAPs
(fase 2). Adaptado de Zugasti Murillo, A. *et al.* [30]

FODMAPs	Alimentos ricos en FODMAPs
Fructosa (monosacárido)	*Frutas:* pera, manzana, melocotón, mango, melón, sandía, uva, cereza, fruta enlatada. Verduras: espárragos, alcachofas, guisantes. Endulzantes: miel, siropes.
Lactosa (disacárido)	Leche de vaca, oveja o cabra, y sus derivados. Quesos blandos. Helados.
Oligosacáridos (fructanos y galactanos)	*Hortalizas:* alcachofas, espárragos, remolacha, coles de Bruselas, brócoli, berza, ajo, puerro, cebolla, guisantes. *Cereales:* pan, pasta o galletas de trigo, centeno o cebada. *Legumbres:* alubias, garbanzos, lentejas, soja. *Frutas:* manzana, sandía, melocotón, caqui, chirimoya. *Frutos secos:* nueces, avellanas, pistachos.
Polioles	*Edulcorantes:* sorbitol (E420), manitol (E421), xilitol (E967), maltitol (E965) (los terminados en «-ol»). *Verduras:* coliflor, champiñones, guisantes, pimiento verde. *Frutas:* manzana, albaricoque, cereza, pera, melocotón, sandía, ciruela, nectarina, caqui, chirimoya, cereza, aguacate.

Para evaluar si nuestro organismo no asimila correctamente estos azúcares, se emplean los test de aliento espirado, como el test de aliento de fructosa y el de lactosa, que determinan si la utilización nutritiva de estos FODMAP es correcta. Durante estas pruebas se sopla en un dispositivo para medir determinados gases presentes en el aliento del paciente antes y después de ingerir una solución rica en el azúcar que se quiera estudiar (lactosa, fructosa), con el objetivo de determinar si el azúcar fue correctamente absorbido en el intestino. Si este no se ha absorbido, llega al colon y es fermentado por las bacterias allí presentes, lo que podría dar lugar a los síntomas del SII. Un aumento significativo de estos gases tras la ingesta indica que el azúcar no ha sido correctamente absorbido en el intestino delgado y, en cambio, ha sido fermentado por las bacterias del colon. Hay que tener en cuenta que, en la actualidad, estas herramientas no están disponibles para analizar la correcta absorción de todos los FODMAPs.

¿Sabías que la ingesta de proteína animal, como carne, pescado y huevos, y la ingesta de gluten, no se ven afectadas en esta dieta?

Estos alimentos no se ven afectados directamente en una dieta baja en FODMAP porque no son fuentes de los carbohidratos fermentables (FODMAPs) que se busca reducir en esta dieta.

También se ha estudiado el efecto positivo de los **probióticos** (microorganismos vivos que al ingerirlos en cantidades adecuadas producen un efecto beneficioso en nuestro organismo). En este sentido, sobre todo las bacterias de las cepas *Bifidobacterium* y *Lactobacillus* parecen mejorar los síntomas del SII [31]. Además, hay resultados positivos tanto en pacientes con SII con estreñimiento [32] como con diarrea [33,34]. En el caso de los estudios con **prebióticos** (hidratos de carbono no digeribles por nuestro organismo que sirven de alimento para las bacterias de nuestro intestino, como son compuestos presentes en las legumbres, frutas, verduras, cereales integrales, setas), se ha visto que una mezcla de xiloglucano, con proteínas vegetales y xilo-oligosacáridos, mejora la función de barrera intestinal ya que confiere una protección similar a la del moco natural intestinal, protegiéndonos de agentes nocivos y reduciendo los síntomas en pacientes con SII con diarrea [35,36].

— **Tratamiento farmacológico**

Existen diferentes tipos de fármacos adecuados para el SII que el personal sanitario le indicará en función de los síntomas y del tipo de SII que presente (**Tabla 9**).

Tabla 9

Tratamiento farmacológico en pacientes con SII

Fármaco	Función
Laxantes	Control del estreñimiento.
Antidiarreicos (loperamida)	Control de la diarrea.
Anticolinérgicos (diciclomina)	Alivio de los espasmos intestinales provocados en episodios de diarrea.
Antidepresivos tricíclicos (paroxetina)	Inhibición de la actividad de las neuronas que controlan el intestino y ayudan a reducir el dolor.
Linaclotida	Reducción del dolor abdominal y aumento de la cantidad de líquido que se produce en el intestino favoreciendo el tránsito intestinal, con lo que se usa en los pacientes con estreñimiento.
Antibióticos (rifaximina)	Mejora de los síntomas de SII en pacientes sin predominio de estreñimiento.

4

Enfermedad celíaca

La enfermedad celíaca es un trastorno del sistema digestivo que daña el intestino delgado al ingerir alimentos que contienen gluten, un conjunto de proteínas que se encuentran en algunos cereales como el trigo, la cebada y el centeno. Afecta alrededor del 1 % de la población [37]. Cuando estas personas ingieren gluten se activa el sistema inmune (esto no ocurre en personas sin esta patología), se daña la mucosa del intestino (**Figura 3**) y por tanto se dificulta la absorción de nutrientes (hidratos de carbono, proteína, grasa, vitaminas y minerales), pudiendo provocar desnutrición.

Los **síntomas** que puede presentar una persona con enfermedad celíaca son diversos, siendo algunos digestivos y otros extradigestivos (**Tabla 10**). Incluso en ocasiones no aparecen síntomas [38]. Si la enfermedad celíaca no se trata correctamente, incluso en ausencia de síntomas, las consecuencias pueden ir más allá de los síntomas y pueden ser graves. Incluso se ha relacionado la enfermedad celíaca no tratada correctamente con ciertos tipos de cáncer intestinal como el linfoma y el adenocarcinoma, con daño hepático e incluso alteraciones neurológicas.

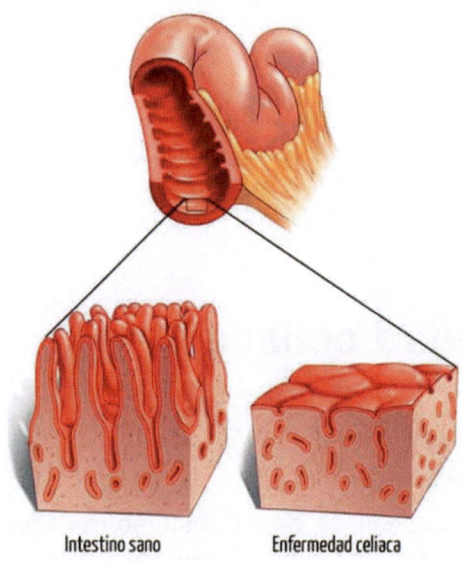

Intestino sano   Enfermedad celíaca

Figura 3

Estado de las vellosidades del intestino en una persona sana
y en una persona con enfermedad celíaca sin controlar

Tabla 10

Principales síntomas de la enfermedad celíaca

Principales síntomas digestivos	Principales síntomas extradigestivos
Diarrea o estreñimiento Náuseas o vómitos Distensión y dolor abdominal	Anemia ferropénica (déficit de hierro) Osteoporosis (déficit de calcio) Bajo peso (déficit de nutrientes) Retraso en el crecimiento (etapa infantil) Cansancio Aftas bucales Artritis Dermatitis Defectos del esmalte dental …

Una vez diagnosticada la enfermedad, el tratamiento consiste en seguir, de por vida, una dieta estricta sin gluten, evitando también la ingesta de cantidades muy pequeñas de la proteína. Esto permite casi siempre la remisión de síntomas y la recuperación de la mucosa intestinal. Para ello, es imprescindible conocer qué alimentos tienen, pueden contener o no contienen gluten (**Tabla 11**). Cuando pensamos en gluten, lo primero que se nos viene a la cabeza son los alimentos que *per se* tienen gluten como pan, pasta, pizza o galletas. Sin embargo, algunos alimentos pueden contener gluten, aunque no lo parezca, tal y como se muestra en la segunda columna de la **Tabla 11**. Esto se debe a que el gluten puede estar presente en los alimentos como aditivo, por ejemplo, en embutidos o sopas, o bien puede aparecer debido a la contaminación cruzada.

Asimismo, en caso de ingerir medicamentos, se debe comprobar que éstos no contengan gluten (aparece indicado en el envase del medicamento).

Es importante que los pacientes que sospechen tener enfermedad celíaca, no excluyan el gluten antes del diagnóstico, ya que podría dificultarlo.

Tabla 11

Alimentos con gluten, alimentos que pueden contener gluten y alimentos sin gluten [39]

Alimentos que contienen gluten	Alimentos que pueden contener gluten	Alimentos que no contienen gluten
• Algunos cereales como el trigo, cebada, centeno, triticale, kamut, espelta y algunas variedades de avena y sus derivados (pan, pasta, productos de pastelería, etc.) • Alimentos empanados o enharinados con productos que contienen gluten • Yogures con cereales o galletas • Cerveza con malta de cebada y/o trigo	• Algunos alimentos envasados como mantequillas ligeras, margarinas, productos infantiles, azúcar glas, bebidas, etc. • Postres lácteos (flan, natillas, etc.) y quesos fundidos • Productos preparados a partir de tubérculos como el puré de patata • Productos elaborados a partir de cereales y pseudocereales naturalmente libres de gluten (arroz, maíz, etc.) • Productos preparados a partir de frutas y verduras como menestra o puré • Frutos secos tostados y con algún condimento • Embutidos y conservas de carne, pescado o marisco • Algunas salsas, especias y condimentos • Algunos dulces • Algunas bebidas • En estos casos hay que mirar el etiquetado de los alimentos	• Aceites (de oliva, de girasol, etc.) • Grasas animales (manteca, tocino, etc.) • Mantequilla tradicional • Lácteos y la mayoría de derivados (yogur natural, queso, etc.) • Tubérculos no procesados (patata, batata, etc.) • Algunos cereales y pseudocereales sin procesar como arroz, amaranto, maíz, mijo, trigo sarraceno o quinoa • Frutas y verduras • Legumbres • Frutos secos naturales • Encurtidos sin aliño (aceitunas, pepinillos, cebolletas, etc.) • Carnes, pescados y mariscos frescos • Huevo • Sal, vinagre, azúcar • Productos específicos para celíacos (pan, harinas, pasta, galletas, etc.) certificados bajo el Sistema de Licencia Europeo ELS o «Espiga Barrada» o indicar la mención «sin gluten» (<20 ppm) para asegurar la ausencia de gluten

Si se padece un déficit nutricional derivado de la enfermedad celíaca, pueden administrarse suplementos dietéticos para hacer frente a los mismos. Además, en el momento del diagnóstico, en ocasiones la persona puede padecer intolerancia a la lactosa, que suele ser transitoria. En ese caso, se deben evitar los alimentos con lactosa, como la leche, introduciéndola de nuevo poco a poco cuando la enfermedad celíaca se estabilice.

Finalmente mencionar que en algunos pacientes esta dieta no es suficiente para la remisión/mejora de los síntomas, por lo que pueden requerir tratamiento farmacológico que principalmente suele estar encaminado a reducir la inflamación intestinal (como corticoides).

¿Cómo leer el etiquetado de los alimentos y comprobar que no contienen gluten?

Cuando se compran alimentos envasados hay que prestar atención al etiquetado. En este pueden aparecer las siguientes menciones:

1. Sin gluten: indica que el producto contiene menos de 20 ppm de gluten (20 mg gluten/kg de producto). Estos pueden ser consumidos por personas con enfermedad celíaca.
2. Muy bajo en gluten: el producto puede contener hasta 100 ppm de gluten (100 mg gluten/kg de producto) por lo que no debe ser consumido por personas con enfermedad celíaca.
3. Espiga barrada (**Figura 4**): indica que el producto contiene menos de 20 ppm de gluten (20 mg gluten/kg de producto). Estos pueden ser consumidos por personas con enfermedad celíaca.

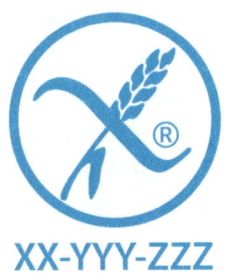

XX-YYY-ZZZ

Figura 4

Espiga barrada (XX país que concede la licencia ES para España, YYY código de la empresa fabricante a la que se le ha autorizado usar la espiga, ZZZ producto específico dentro del catálogo de esa empresa)

Si en el etiquetado no se hace referencia al gluten y en el listado de ingredientes no encontramos ninguno que pueda contener gluten, hay apps específicas en las que introducir el producto y poder saber si éste es apto o no para el consumo por parte de personas con enfermedad celíaca.

Además, ante la duda de si un alimento contiene gluten es mejor que este no se consuma.

¿Qué precauciones deben seguirse en el hogar para evitar la contaminación por gluten de los alimentos?

1. Es imprescindible limpiarse las manos de forma adecuada con agua y jabón antes de manipular alimentos sin gluten.
2. A ser posible, se debe evitar tener alimentos con gluten (especialmente harinas, que son muy volátiles y pueden contaminar el resto de alimentos) y si se dispone de ellos, estos deberían almacenarse en un lugar separado del de los alimentos sin gluten.

3. Cuando se preparen los alimentos es mejor emplear otros utensilios y superficies, y si no es posible, éstos deben estar limpios (con agua y jabón) para evitar contaminar los alimentos.
4. Si se van a cocinar alimentos sin gluten y con gluten, cocinar primero las elaboraciones sin gluten y protegerlas para que no se contaminen posteriormente.
5. Si se cocinan alimentos con gluten, evitar reusar el aceite de fritura para cocinar alimentos sin gluten.
6. Si se cocinan o calientan alimentos con gluten en el microondas, cubrir los alimentos sin gluten antes de calentarse.
7. Si se cocinan alimentos con gluten en el horno o en la freidora de aire, se pueden emplear bolsas termorresistentes para cocinar los alimentos sin gluten y evitar así que estos se contaminen, ya que el aire de estos electrodomésticos favorece la propagación del gluten.

¿Qué consejos se le pueden dar a una persona con enfermedad celíaca cuando come en un restaurante?

1. Avisar previamente que tiene enfermedad celíaca y recalcarlo en el momento de pedir la comida.
2. Evitar restaurantes tipo bufet ya que al coger cada persona su comida es más fácil que haya contaminación cruzada, es decir que el gluten pueda pasar de unos alimentos a otros.
3. Evitar pedir frituras a no ser que se usen freidoras específicas para alimentos sin gluten.

5

Intolerancias alimentarias

Seguro que te ha surgido la duda de cuál es la diferencia entre una alergia y una intolerancia alimentaria. Pues bien, aunque ambas son reacciones que se desencadenan tras ingerir alimentos concretos, presentan ciertas diferencias. Una **alergia alimentaria** es una reacción que comienza cuando nuestro cuerpo identifica un componente de un alimento como una amenaza (este componente se denomina alérgeno). Como respuesta, el organismo activa el sistema inmune, encargado de protegernos ante agentes extraños, poniendo en marcha un proceso inflamatorio mediado o no por anticuerpos de tipo IgE. Los síntomas de una alergia alimentaria son variados, y pueden aparecer a nivel cutáneo (en la piel), gastrointestinal o respiratorio [40]. Es más, algunas reacciones del organismo pueden ser graves (anafilaxia) y poner en riesgo la vida. Por eso, aquellas personas con una alergia alimentaria deben evitar aquel o aquellos alimentos problemáticos que la producen.

Aunque prácticamente cualquier alimento con proteínas puede desencadenar una alergia alimentaria, algunos las provocan de forma más frecuente en niños. Este es el caso de las proteínas presentes en alimentos como la leche de vaca (no confundir con intolerancia a la lactosa), el huevo, el pescado, el marisco, las legumbres, los cereales, las frutas frescas y los frutos secos [41].

Por el contrario, una **intolerancia alimentaria** se desencadena cuando nuestro organismo no es capaz de digerir un componente o nutriente de un alimento. En este caso, por tanto, no se activa el sistema inmune [40]. Las intolerancias alimentarias pueden provocar problemas a nivel digestivo, como náuseas, vómitos, inflamación/dolor abdominal, retortijones o episodios de diarrea, así como síntomas a nivel cutáneo (aparición de acné), neurológico (dolor de cabeza o migraña) y endocrino (impidiendo el mantenimiento del peso). Sin embargo, no desencadena una afección respiratoria ni un *shock* anafiláctico, a diferencia de una alergia alimentaria.

Mientras que la **prevalencia** de las alergias alimentarias es del 1-2 % en la población adulta y menos del 10 % en niños, se estima que las intolerancias alimentarias pueden afectar hasta un 20 % de la población general (niños y adultos) [40]. A pesar de ser una patología común, su diagnóstico no es sencillo, ya que depende del paciente (en cada persona se dan distintos grados y tipos de sintomatología).

Las **causas** de las intolerancias alimentarias son diversas. Sin embargo, las más comunes son el déficit de un enzima (como es el caso de la intolerancia a la lactosa) o de alguna proteína encargada de transportar ciertos nutrientes a través de la pared del intestino (por ejemplo, en la intolerancia a la fructosa) [42].

5.1. Intolerancia a la lactosa

La **lactosa** es un azúcar que se encuentra de forma exclusiva en la leche de mamíferos. Su contenido varía según la especie de la que proceda la leche, encontrando 7 gramos de lactosa por cada 100 mL de leche humana, 4,8 gramos en la de vaca y oveja, y 4,1 gramos en la de cabra [43]. La lactosa está formada por la unión de dos azúcares muy sencillos llamados monosacáridos, la galactosa y la glucosa y, para que pueda ser absorbida en el intestino, una enzima denominada lactasa debe hidrolizar (romper) la unión entre ambos [44]. Una vez que la galactosa y la glucosa han sido liberadas, se pueden absorber. La actividad de esta enzima es particularmente alta en el momento del nacimiento, ya que es esencial durante el periodo de lactancia para que el bebé pueda digerir correctamente la leche materna y asegurar su crecimiento [44]. Tras este periodo, la actividad de la lactasa va disminuyendo progresivamente, manteniéndose elevada sólo en un 35 % de la población mundial [45]. Curiosamente, esta persistencia de actividad de la enzima lactasa, varía entre regiones. Así, mientras que en poblaciones nórdicas se observa que un 90 % de los habitantes pueden digerir la lactosa sin problemas, en el sudeste asiático, sólo el 10 % de la población mantiene unos niveles elevados de la enzima encargada de digerir este azúcar [45].

La falta de persistencia de actividad, se denomina **deficiencia de lactasa primaria** (o lo que comúnmente conocemos como intolerancia la lactosa), y está determinada por factores genéticos, pudiendo ser transmitida a la descendencia (es hereditaria) [43]. Es importante destacar que a pesar de que se considera que una persona tiene intolerancia a la lactosa cuando la actividad de lactasa es inferior al 50 % [44], existen distintos niveles de tolerancia. Es decir, se trata de una reacción que depende de la dosis, por lo que, aunque se tenga una actividad de lactasa baja, en ocasiones se pueden tolerar cantidades pequeñas de lactosa, sobre todo si se combina con otros alimentos [44]. Cabe destacar que la intolerancia a la lactosa también puede aparecer como consecuencia de otras patologías que afectan a la función del intestino, como puede ser la enfermedad celíaca o el SII. En estos casos, la intolerancia se denomina **deficiencia de lactasa secundaria**, y es transitoria, pudiendo mejorar cuando la patología principal se trata (por ejemplo, eliminando el gluten en personas celíacas).

Es importante distinguir la **no persistencia de lactasa** de otros términos como la deficiencia congénita de lactasa, o la hipolactasia secundaria. La **deficiencia congénita** de lactasa no es común, y aparece tras el nacimiento como consecuencia de mutaciones en el gen que codifica para la lactasa. Así, en individuos con esta patología no hay una correcta producción de enzima en ningún momento de su vida [43]. Por otro lado, la **hipolactasia secundaria** es la consecuencia de un daño en la mucosa intestinal y no tiene base genética [43]. En esta Guía Práctica, nos centraremos en la intolerancia a la lactosa, ya que es la patología más común.

La consecuencia directa de la deficiencia de lactasa, es la **acumulación de lactosa** en el intestino. Allí, es fermentada por la microbiota intestinal, generando gases como el hidrógeno, dióxido de carbono y metano, y productos dañinos para el organismo. Los síntomas son inespecíficos, y consisten en hinchazón y dolor abdominal, náuseas y diarrea (ya que la lactosa hace que se retenga agua en el intestino) [43]. Estos síntomas, pueden aparecer entre 30 minutos y 2 horas después de ingerir un alimento con lactosa. Aparte de los síntomas gastrointestinales, algunos pacientes también pueden desarrollar dolor de cabeza, dolor muscular, depresión, ansiedad, alteraciones en el ciclo menstrual o eccemas, entre otros [44].

Existen diferentes métodos de **diagnóstico** de intolerancia a la lactosa, entre los que destacan los test genéticos, la prueba del aliento de hidrógeno, test rápido de lactasa o test de tolerancia a la lactosa.

— **Test genético**. Como se ha mencionado anteriormente, existe una base genética que explica la persistencia de actividad de lactasa. Gracias a esta base, se ha desarrollado un test genético que consiste en tomar una muestra de sangre, y aislar de ella el ADN. Mediante un análisis del ADN, se puede identificar la variante genética que determina si se tiene predisposición o no a padecer intolerancia a la lactosa. Mientras que la principal ventaja de este test es que es muy poco invasivo, no permite identificar casos de intolerancia debidos a causas no genéticas (como los mencionados anteriormente) [44].

— **Prueba del aliento de hidrógeno.** Este test está basado en la característica producción de gases que se desencadena en la intolerancia a la lactosa. Así, consiste en la medida de hidrógeno exhalado en ayunas, y tras la ingesta de 25-50 gramos de lactosa. Tras la ingesta de lactosa, se toman medidas cada 15 minutos y durante 3-6 horas. Un aumento en la concentración de hidrógeno por encima de 20 ppm (partes por millón), determina la presencia de intolerancia a la lactosa. Es la prueba diagnóstica más utilizada en la práctica clínica, ya que tiene muchas ventajas, como su bajo coste, su carácter poco invasivo, su alta especificidad y sensibilidad, así como su sencillez a la hora de realizarla e interpretarla. La desventaja de esta prueba (a parte de su larga duración), es que puede dar falsos negativos, ya que asume que todo el hidrógeno medido procede de la fermentación de la lactosa no digerida, cuando en realidad también puede deberse a la presencia de ciertas bacterias, al uso de probióticos o antibióticos, o al ejercicio físico [44].

— **Test rápido de lactasa.** Este test consiste en la realización de una biopsia de la mucosa del intestino y su posterior incubación con lactosa para determinar si se procesa o no, y a qué nivel, por la lactasa. La principal ventaja de este test es que permite el diagnóstico claro de hipolactasia, descartando otras patologías. Por el contrario, se trata de una prueba altamente invasiva, de alto coste y que requiere de la presencia de un técnico especializado y de unas instalaciones que permitan realizar una endoscopia [44].

— **Test de tolerancia a la lactosa**. Esta prueba diagnóstica está basada en la naturaleza de la lactosa como azúcar compuesto de glucosa y galactosa. Se miden los niveles de glucosa antes y después de ingerir 50 gramos de lactosa (30, 60 y 120 minutos después). La ausencia de un aumento en los niveles de glucosa, indica que la lactosa no se está digiriendo (no se está rompiendo en glucosa y galactosa). La principal ventaja de esta prueba diagnóstica es que es muy poco invasiva y de bajo coste. Sin embargo, este test no es muy común ya que tiene poca sensibilidad y especificidad por la variabilidad entre pacientes en términos de metabolismo de la glucosa o de tiempos de digestión [44].

Como ya se ha mencionado, la lactosa está presente en la leche, pero también podemos encontrarla tanto en **derivados lácteos** (yogur, quesos frescos y blandos, nata) como en productos procesados (como endulzante, agente de pardeamiento o tostado, aditivo anticongelante, sustrato de fermentación o para alargar la vida útil de los alimentos, entre otras funciones) [46]. En la **Tabla 12** se muestra el contenido de lactosa en diferentes derivados lácteos [45].

Tabla 12

Contenido en lactosa por cada 100 gramos de alimento

Bajo contenido (0-2 g)	Contenido medio (2-5 g)	Contenido elevado (> 5 g)
• Mantequilla, margarina • Algunos quesos (mozzarella, parmesano, Gruyère, queso azul, emmental, brie, cheddar) • Leche sin lactosa	• Yogur • Queso blanco o queso fresco, queso camembert	• Helado • Queso crema, quesos de untar • Leche entera, semidesnatada, desnatada • Leche en polvo • Leche condensada

g: gramos

¿Por qué algunos derivados lácteos tienen menos lactosa si también proceden de la leche?

La mantequilla apenas tiene lactosa, ya que su composición es mayoritariamente grasa y, como se ha mencionado anteriormente, la lactosa es un azúcar. Por otro lado, la cantidad de lactosa varía entre distintos tipos de queso porque en el proceso de producción y maduración, la lactosa se degrada. Así, los quesos más madurados tienen menor contenido en lactosa que los quesos frescos, siendo el cheddar y el parmesano particularmente bajos en lactosa. En cuanto al yogur, en el proceso de fermentación por las bacterias, la lactosa es prácticamente procesada al completo, dejando muy poca cantidad en el producto final.

Como se ha mencionado, algunos **alimentos procesados** también pueden contener lactosa entre sus ingredientes. Podemos encontrar lactosa en productos como fiambres, embutidos, aperitivos o productos de panadería, entre otros. Por ello, las personas que presenten problemas de intolerancia deben comprobar la ausencia de este azúcar revisando el etiquetado. La leche y sus derivados (incluida la lactosa), están incluidos en la lista de los 14 alérgenos alimentarios, por lo que deben estar indicados de una manera especial en la lista de ingredientes de un producto (distinto tipo de letra, estilo o color de fondo). Si no hay lista de ingredientes, debe incluirse «contiene leche o lactosa» [41].

En cuanto al **tratamiento de la intolerancia a la lactosa**, existen diferentes opciones. Una de ellas es la dieta de exclusión, que consiste en la retirada completa de aquellos alimentos que contienen lactosa, como la leche o el queso. Sin embargo, dado que estos alimentos son fuente de nutrientes como el calcio, la vitamina D y proteínas, la exclusión total de alimentos lácteos de la dieta puede no ser la opción más recomendable. Como se ha mencionado anteriormente, hay productos derivados de la leche, como los quesos madurados, que contienen muy bajas cantidades de lactosa. Dado que la mayor parte de las personas intolerantes pueden tomar hasta 12-15 gramos de lactosa sin desarrollar síntomas, este tipo de alimentos podría seguir incluyéndose [44]. En la **Tabla 13**, se ha detallado la cantidad de lactosa presente en 100 g de distintos productos lácteos, pudiendo hacerse un cálculo de cuánto alimento contiene 12-15 g de lactosa.

Tabla 13

Cantidad de lactosa por cada 100 g de producto lácteo [47]

Alimento	Cantidad de lactosa por 100 g de producto
Leche de vaca	4,9 g
Queso fresco	2,5 - 4,1 g
Queso parmesano	0,05 - 3,1 g
Queso de leche de oveja	0,01 - 0,05 g

Como alternativa, la industria alimentaria ofrece una serie de alimentos lácteos pero libres de lactosa que, a nivel nutricional, son similares a los originales [44]. Por ejemplo, tenemos disponibles yogures, leche, postres lácteos y quesos sin lactosa.

¿Cómo se obtienen los alimentos «sin lactosa»?

Para la obtención de estos productos «sin lactosa», se realiza una hidrólisis (ruptura) de la lactosa mediante la adición de lactasa, obteniendo como producto leche sin lactosa. La lactasa puede ser añadida en las naves industriales, o justo antes del empaquetamiento de la leche. En el segundo caso, la lactosa es hidrolizada por la lactasa en los dos primeros días de empaquetamiento. En ambos casos, esta leche tiene la peculiaridad de que sabe más dulce debido a que los azúcares en los que se escinde la lactosa tienen mayor dulzor que ésta. Otra opción para reducir el contenido de lactosa en los derivados lácteos, es la ultrafiltración, en la que se separan ciertos componentes (como la lactosa) de la leche. Existen otros métodos de reducción del contenido de lactosa, pero son menos utilizados [48].

Otra de las alternativas es tomar lactasa exógena, procedente de levaduras u hongos, en forma de comprimidos, cápsulas o en formato líquido [44]. Las personas que escogen esta opción, deben acompañar todas las comidas que contengan alimentos de origen lácteo con lactasa. Además, en los últimos años, se ha visto que la administración de probióticos también podría representar una alternativa terapéutica para aquellas personas con problemas de intolerancia a la lactosa. De hecho, se ha observado que el tratamiento con probióticos disminuye el dolor abdominal y las flatulencias tras la ingestión de lactosa en personas intolerantes [49]. Aparte del uso de probióticos aislados, existen alimentos que incorporan microorganismos vivos entre sus ingredientes. Este es el caso del yogur que, además de tener un menor contenido de lactosa por el proceso de fermentación al que se somete para su producción, contiene probióticos que podrían favorecer la digestión y la tolerancia a la lactosa en personas con este tipo de patología.

¿Qué diferencia hay entre la intolerancia a la lactosa y la alergia a la proteína de la leche?

Como se ha explicado anteriormente, la intolerancia y la alergia son dos procesos diferentes. Por ello, es importante diferenciar entre la intolerancia a la lactosa, y la alergia a las proteínas de la leche. Las personas con alergia no pueden consumir productos sin lactosa, ya que su patología se debe a una reacción ante la presencia de proteínas (caseína, beta-lactoglobulinas...), no de azúcares (lactosa). Además, la alergia puede poner en peligro la vida mientras que la intolerancia a priori, no.

¿Qué diferencia hay entre los alimentos «sin lactosa» y los que tienen «bajo contenido en lactosa?

A pesar de que ambas declaraciones pueden parecer similares, no lo son. Los productos alimenticios **«sin lactosa»** son aquellos en los que se ha acreditado la ausencia de lactosa, ya que presentan una cantidad inferior al 0,01 %. Sin embargo, aquellos con **«bajo contenido en lactosa»**, presentan una cantidad residual de lactosa, concretamente menos de un 1 % [41]. La mención «sin lactosa», únicamente puede ser incluida cuando no todos los alimentos similares carecen de lactosa. Por ejemplo, en un yogur sin lactosa, ya que el resto de yogures sí la contienen. Esto hace la mención «sin lactosa» especialmente interesante a la hora de elegir una alternativa de un producto que normalmente lleva lactosa.

¿Cómo se puede evitar la contaminación cruzada?

La **contaminación cruzada con lactosa** ocurre cuando un alimento que originalmente no contiene lactosa entra en contacto, directa o indirectamente, con productos que sí la contienen, provocando que se transfiera una pequeña cantidad de lactosa al alimento originalmente libre de ella. Esto puede ser un problema serio para personas con intolerancia a la lactosa severa. Para evitarla, se puede revisar el etiquetado del alimento, ya que hay **declaraciones** como «puede contener leche o lactosa», que pueden ayudarnos a saber si estamos en riesgo o no.

5.2. Intolerancia a la fructosa

La **fructosa** es un azúcar presente de forma natural en una gran variedad de alimentos como las frutas, las hortalizas y la miel, además de en productos como frutos secos procesados, o en medicamentos [50]. Además, en ocasiones se consume como edulcorante en sustitución del azúcar común.

La **intolerancia a la fructosa** es un término genérico que se utiliza para describir dos patologías distintas: la intolerancia hereditaria a la fructosa y la malabsorción de fructosa. Los individuos con **intolerancia hereditaria a la fructosa** tienen una mutación en un gen (aldolasa B) encargado del procesamiento de la fructosa en el hígado [51]. Sin embargo, en las personas con **malabsorción de fructosa**, existe una acumulación de fructosa en el intestino por falta de absorción [52]. De igual forma que se ha descrito con la lactosa, la malabsorción de fructosa puede ser **primaria**, teniendo como base un defecto congénito, o **secundaria**, siendo resultado de otra patología gastrointestinal. Mientras que la primaria tiene base genética y no es reversible, la secundaria tiene carácter transitorio [53].

En esta Guía Práctica, nos centraremos en la **malabsorción de la fructosa**. A diferencia de la lactosa, la fructosa no se digiere tras ser procesada por una enzima, sino que se absorbe directamente en el intestino, gracias a la acción de un transportador (GLUT5) [52]. En individuos sin malabsorción, el transportador se satura cuando se ingieren de 30 a 50 gramos de fructosa en una hora. Sin embargo, en los individuos con malabsorción, se satura al consumir de 25 a 30 gramos. Es importante destacar que la fructosa puede generarse en la digestión de otros azúcares como la sacarosa o azúcar de mesa (formado por fructosa + glucosa), participando igualmente en la saturación del transportador.

¿Sabías que se puede mejorar la absorción de la fructosa?

Existe un transportador adicional en el intestino (GLUT2) que, a pesar de estar especializado en transportar glucosa, también puede transportar fructosa. Es por ello que, al tomar fructosa junto a una cantidad igual o mayor de glucosa, es más probable que sea absorbida eficientemente y no cause síntomas digestivos como hinchazón, gases o diarrea [52]. De hecho, hay alimentos que contienen ambos azúcares y que son mejor tolerados por las personas con malabsorción, como es el caso del plátano maduro, las fresas o la naranja [54].

La **sintomatología** es similar a la de individuos con intolerancia a la lactosa (inespecífica), y se basa en episodios de diarrea, gases e hinchazón abdominal tras la ingesta de alimentos ricos en fructosa. Además, se pueden desarrollar síntomas no gastrointestinales, como dolor de cabeza. Los síntomas pueden aparecer entre 30 minutos y 6-9 horas tras la ingesta de fructosa [53].

El **diagnóstico** de la malabsorción de fructosa es complejo, ya que los síntomas son similares a los encontrados en otras intolerancias alimentarias. Así, la malabsorción de fructosa se puede detectar mediante la realización de una prueba del aliento de hidrógeno [51,52]. En este caso, se miden los niveles de hidrógeno en un exhalado antes y después de la toma de 25 gramos de fructosa. Las medidas posteriores se realizan a los 30, 150 y 180 minutos. Cuando se obtienen valores finales superiores a las 20 ppm de hidrógeno, se presupone que el paciente presenta malabsorción de fructosa. Sin embargo, esta prueba aporta hasta un 12 % de falsos negativos (es decir, pacientes que tienen la patología pero que la prueba los identifica como sanos). Esto se debe a que algunos pacientes producen metano y no hidrógeno. Otra de las limitaciones es que el hidrógeno medido puede ser resultado de otros problemas como un sobrecrecimiento bacteriano (o SIBO, que se explica en posteriores apartados) o malabsorción de otro carbohidrato diferente a la fructosa (como, por ejemplo, la lactosa) [55].

Dado que la malabsorción de la fructosa se considera una patología gastrointestinal, la primera estrategia para su **tratamiento** es controlar tanto la ingesta como los factores que impiden o que facilitan su absorción. En este sentido, se recomienda que, tras el diagnóstico, se siga una «**Fase de Eliminación**» (de 4 a 6 semanas), en la que se eliminan o reducen las fuentes de fructosa. Concretamente, se intenta evitar el consumo de más de 3 gramos de fructosa por comida y/o bebida. Dado que la fuente principal de fructosa en alimentos procesados son los jarabes modificados altos en fructosa, es recomendable reducir o eliminar el consumo de productos que contengan estos jarabes entre sus ingredientes.

Aparte de los alimentos procesados, se deben evitar los alimentos que de forma natural contienen fructosa libre, como la miel, los dátiles, la pera, la manzana o los zumos (ya que se libera la fructosa y se encuentra más concentrada que en el alimento original) [56]. Por último, hay algunos alimentos que, a pesar de no contener fructosa libre, presentan fructanos, que son polímeros de fructosa (es decir, muchas unidades de fructosa unidas), que pueden ser poco tolerados por las personas con malabsorción. Entre los alimentos ricos en fructanos, podemos encontrar los derivados del trigo (pan, pasta, cuscús...), las cebollas o el puerro. Tras esta primera fase, se valora la posibilidad de introducir de nuevo la fructosa de forma gradual durante la denominada «**Fase de Reintroducción**», para conseguir tomar unos 10-15 gramos de fructosa al día.

En algunos casos, especialmente si hay síntomas de SII coexistente, puede recomendarse una dieta baja en FODMAPs, de los que la fructosa forma parte. Es importante destacar que la dieta baja en FODMAPs no es una dieta que se pueda prolongar durante toda vida, ya que es altamente restrictiva. De hecho, es imprescindible que se haga un seguimiento para evitar posibles déficits. En el 75 % de los casos, se han visto mejoras en la sintomatología tras 6 semanas de seguimiento [57]. Por otro lado, en los últimos años se ha observado que la administración de xilosa isomerasa (una enzima capaz de convertir la fructosa en glucosa), podría ser beneficiosa para tratar este tipo de intolerancia [55].

5.3. Intolerancia al sorbitol

El **sorbitol** es un polialcohol o alcohol de azúcar, por lo que tiene un sabor dulce, pero con un menor impacto en los niveles de glucosa en sangre en comparación con otros azúcares como el azúcar de mesa (sacarosa). El sorbitol se encuentra de forma natural en alimentos como la fruta (manzana, pera, albaricoques o ciruelas), en el maíz o en la miel, pero también se produce de manera industrial para su uso como ingrediente en alimentos procesados y productos farmacéuticos [58]. En estos alimentos, podemos identificarlo en la lista de ingredientes por su propio nombre o con el distintivo E420 [59]. Su uso en productos como chicles, caramelos o productos enfocados a la población con diabetes se debe a varias razones. En primer lugar, a que, a pesar de endulzar, aporta menos calorías que el azúcar convencional (2,6 kcal por gramo *vs.* 4 kcal por gramo) [60]. Además, el sorbitol genera un pico de glucemia mucho menor que el de la sacarosa, por lo que es apto para la elaboración de productos destinados a la población con diabetes [60]. Por último, en chicles y caramelos, dado que el sorbitol no es fermentado por las bacterias de la boca, no provoca la aparición de caries [61]. De hecho, la mayor parte del sorbitol ingerido proviene de productos a los que se les ha añadido [58]. Además, el sorbitol tiene alta capacidad humectante (capacidad de retener humedad), endurecedora, estabilizadora y emulsificante, por lo que se utiliza como aditivo en diversos productos [58].

Existen dos tipos de malabsorción de sorbitol:

— **Malabsorción primaria de sorbitol**: es una condición funcional en la que el intestino tiene una capacidad limitada o poco eficiente para absorber el sorbitol. Esta condición puede deberse a un déficit congénito del transportador encargado de su absorción (GLUT5). Sin embargo, también puede darse en personas sin este defecto congénito. Como se ha comentado anteriormente, el sorbitol tiene un impacto mucho menor que otros azúcares en los niveles de glucosa en sangre. Esto se debe a que la absorción intestinal del sorbitol es limitada, ya que depende de transportadores específicos que se pueden saturar [60]. Así, hay individuos sanos que presentan sintomatología tras la ingesta de 10-20 gramos de sorbitol en una sola toma [62]. La absorción incompleta de sorbitol provoca su acumulación en el intestino y la fermentación en el colon, generando una sintomatología similar a las intolerancias anteriormente descritas (es inespecífica), es decir, el individuo experimenta episodios de gases y dolor abdominal [52].

— **Malabsorción secundaria de sorbitol**: en este caso, la malabsorción aparece como consecuencia de una enfermedad o daño en la mucosa intestinal, que afecta a la absorción de diversos nutrientes, entre los que se incluye al sorbitol. Entre estas enfermedades, podemos destacar la celiaquía, el SIBO, la EII o la intolerancia a la fructosa. En individuos con malabsorción secundaria de sorbitol, la ingesta de cantidades tan pequeñas como 5 gramos de sorbitol diluidos al 2 %, pueden provocar sintomatología [52]. Es importante destacar que la mayor parte de alimentos que presentan sorbitol, también contienen fructosa, cuya absorción intestinal se ve influenciada de forma negativa por el sorbitol, ya que compiten por el mismo transportador intestinal.

¿Cuánto sorbitol tiene un chicle?

En un chicle, aproximadamente, podemos encontrar 1,25 gramos de sorbitol [63]. Aunque parezca poco, debemos tener en cuenta que los chicles, además de sorbitol, pueden contener otros alcoholes de azúcar (como maltitol, xititol o manitol), que también presentan una absorción limitada y que, por tanto, pueden agravar la sintomatología.

La malabsorción de sorbitol puede ser **diagnosticada** con una prueba del aliento de hidrógeno. En este caso, se miden los niveles de hidrógeno exhalados antes y después de la toma de 5 y 10 gramos de sorbitol.

En cuanto a su **tratamiento**, la recomendación más común es el seguimiento de una dieta en la que se restrinja o elimine el consumo de sorbitol.

6

Diverticulosis y diverticulitis

Los **divertículos** intestinales son pequeñas bolsas o sacos que se forman desde la luz del intestino hacia el exterior de este tubo. La zona del intestino donde se forman con mayor frecuencia es en el colon, en la zona izquierda de esta parte del intestino grueso llamada sigma. En general, los divertículos se forman por un aumento en la presión interna que sufre el colon, provocando que la mucosa del intestino salga hacia el exterior en las zonas más débiles de la pared intestinal formando divertículos. El trastorno intestinal se denomina **diverticulosis** cuando aparecen divertículos en el intestino, mientras que si alguno de estos divertículos está inflamado se denomina **diverticulitis** (el sufijo «-itis» se utiliza para indicar inflamación) (**Figura 5**).

La **prevalencia** de la enfermedad diverticular (que engloba tanto la diverticulosis y la diverticulitis) aumenta con la edad, ya que es mayor en adultos que sobrepasan los 50 años, siendo la incidencia de un 10 % en menores de 40 años , y entre un 50-70 % en mayores de 80 años [65]. Sin embargo, una gran parte de las personas que presentan diverticulosis no presentan **síntomas**. Los pacientes que sí los presentan, suelen mostrar dolor abdominal en la parte inferior izquierda del abdomen (donde se sitúa el sigma), que se suele aliviar con la defecación o expulsión de gases. Sin embargo, los pacientes con diverticulitis suelen presentar dolor agudo y constante en el mismo lugar, pero que se irradia hacia la espalda, acompañada de fiebre, y en ocasiones con cambio en el ritmo intestinal, náuseas y/o vómitos, cansancio y distensión abdominal.

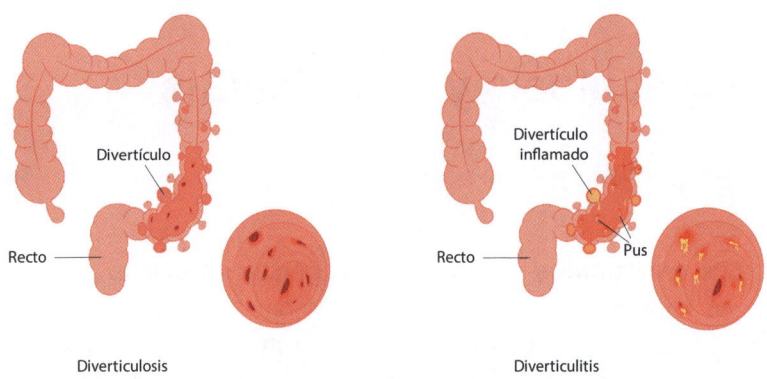

Diverticulosis   Diverticulitis

Figura 5

Imagen del intestino grueso en un caso con diverticulosis y en otro con diverticulitis. Adaptado de Piccin, A. *et al.* [64]

Los principales factores de riesgo que aumentan la probabilidad de desarrollar diverticulitis son los que aparecen en la **Tabla 14**. Una vez que el paciente presenta divertículos, las causas fundamentales que pueden desencadenar complicaciones asociadas a esta enfermedad son alteraciones de la microbiota intestinal, sobrecrecimiento bacteriano en los divertículos e inflamación intestinal de bajo grado en el colon.

Tabla 14

Factores que aumentan el riesgo de desarrollar diverticulitis

Factores de riesgo para desarrollar diverticulitis	
Dieta baja en fibra	Cuanto menor es el aporte de fibra de la dieta, mayor es la presión en el interior del colon y más frecuente así la aparición de los divertículos.
Falta de ejercicio	El ejercicio regula el buen funcionamiento del intestino y ayuda a reducir la presión dentro del colon.
Bajo nivel de vitamina D	La deficiencia de vitamina D podría favorecer la aparición de diverticulosis [66].
Obesidad	La obesidad puede contribuir a la inflamación intestinal, lo que puede aumentar el riesgo de diverticulosis.
Tabaco y alcohol	El tabaco y el alcohol pueden afectar a la pared intestinal y aumentar la inflamación en este.
Fármacos	Determinados fármacos como los anti-inflamatorios no esteroideos (AINEs) o los esteroides podrían aumentar las complicaciones en casos de diverticulosis.

Cuando el personal sanitario sospecha que un paciente puede presentar diverticulitis, las técnicas más fiables de **diagnóstico** son la tomografía axial computerizada (TAC) y la ecografía. Cuando la fase aguda de inflamación haya remitido, para confirmar el diagnóstico y sobre todo descartar otras enfermedades más graves con síntomas similares (como el cáncer de colon), se deben utilizar métodos endoscópicos como una colonoscopia, o radiológicos como un enema opaco, que consiste en una prueba de imagen que mediante rayos X y un contraste consigue visualizar el intestino grueso.

Una parte de los pacientes que sufren diverticulitis pueden presentar **complicaciones graves** tales como abscesos (acumulación de pus en un divertículo), obstrucción del colon, fístula (conexión entre el intestino y el exterior de este que no debiera ocurrir), peritonitis (inflamación que afecta a una capa de tejido que recubre el abdomen) o hemorragias diverticulares provocadas porque sangran los vasos sanguíneos rotos del intestino.

En todos los casos de diverticulosis el tratamiento tiene que estar enfocado a aliviar los síntomas y a evitar las complicaciones graves anteriormente mencionadas. Inicialmente se debe tratar mediante reposo, evitar ingerir alimentos que produzcan una alta cantidad de residuos (cereales integrales, legumbres, frutas, verduras, frutos secos), hidratación, antibióticos y analgésicos (de forma intravenosa). En esta línea, también se pueden utilizar fármacos antiespasmódicos que inhiben las contracciones de la musculatura del colon, disminuyendo así los dolores. En el caso de que se produzcan abscesos, fístulas, peritonitis o cuando los episodios de diverticulitis se repitan con frecuencia, se recurrirá a la cirugía.

¿Por qué es tan importante la fibra en pacientes con diverticulosis y diverticulitis?

Como se ha mencionado anteriormente, uno de los principales factores de riesgo para esta patología es una baja ingesta de fibra. Ello provoca una disminución del residuo intestinal y por consiguiente un tránsito intestinal más lento de lo normal. Esto conlleva que la musculatura del intestino tenga que realizar un sobreesfuerzo para evacuar el bolo fecal, aumentando así la probabilidad de padecer divertículos.

Pero, ¿qué es exactamente la fibra? La fibra que encontramos en los alimentos es el remanente de los componentes de las plantas que son resistentes a la hidrólisis por los enzimas (digestión) de nuestro tubo digestivo. Aunque la fibra no aporta calorías directamente, sí lo hace indirectamente, ya que, aunque nuestro organismo no la pueda digerir, las bacterias de la microbiota intestinal la fermentan, produciendo AGCC que aportan energía (alrededor de 2 kcal/g). Además, la ingesta de fibra es fundamental debido a sus efectos beneficiosos en nuestro organismo, entre los que se encuentra la regulación de la función intestinal.

En general, encontramos en los alimentos dos tipos de fibra: la **fibra soluble**, que es la que puede ser fermentada en el colon por la microbiota intestinal y que se encuentra mayoritariamente en frutas, verduras, legumbres y algas; y la **fibra insoluble**, que no es fermentada por nuestras bacterias del colon, y está fundamentalmente presente en cereales, legumbres, frutos secos y algunas hortalizas. No obstante, hay que tener en cuenta que la mayoría de los alimentos presentan una mezcla de ambos tipos de fibra, en mayor o menor proporción.

En cuanto a las propiedades de la fibra, ambos tipos tienen la capacidad de **retener agua**. Sin embargo, la fibra soluble en el intestino delgado se hidrata en mayor proporción que la insoluble, y es capaz de formar «geles» o soluciones viscosas a los que se adhieren nutrientes (como la glucosa o el colesterol de la dieta). Ello impide que estos nutrientes se absorban y pasen al torrente sanguíneo, siendo positivo para ayudar en la prevención de la diabetes y dislipemias (hipercolesterolemia, hipertrigliceridemia). En cambio, en el colon, la retención de agua asociada a la fibra insoluble es mayor, ya que no se fermenta y mantiene el agua en las heces. Esto conlleva que la fibra insoluble provoque el efecto «esponja», que consiste en que las heces al estar más hidratadas aumenten el bolo fecal, estimulando el peristaltismo intestinal, lo que es beneficioso para mejorar el tránsito intestinal y disminuir el estreñimiento.

Las recomendaciones de ingesta de fibra en adultos sanos son de 25 g al día para mantener un adecuado tránsito intestinal [67]. No obstante, en pacientes con diverticulosis se recomienda aumentar progresivamente el consumo de fibra dietética. Tal y como se indica en la **Tabla 15**, la mayoría de los alimentos presentan una cantidad relativamente baja de fibra. Por ello, se recomienda aumentar el consumo de frutas y verduras, legumbres, frutos secos y cereales integrales para alcanzar las recomendaciones.

Tabla 15
Cantidad de fibra dietética en algunos alimentos (BEDCA)

Fibra dietética (cantidad de fibra total en g/100 g de alimento)	
Alubia blanca seca	19,7
Guisante seco	16,7
Soja seca	15,7
Garbanzo seco	14,9
Avena cruda	10,6
Lenteja seca	9,7
Almendra cruda	8,3
Avellana cruda	8,2
Patata asada, quinoa cruda	7,9
Pistacho	6,5
Aguacate	6,3
Pan integral	6,0
Nuez	5,2
Pan blanco	3,5
Plátano	3,4
Repollo	3,1
Arroz integral, brócoli	3,0
Calabaza	2,4
Nectarina, fresa	2,2
Naranja, manzana, kiwi	2,0

Consejos para prevenir la diverticulosis:

— **Realizar ejercicio físico con regularidad:** el ejercicio físico disminuye el riesgo de diverticulosis ya que mejora el tránsito intestinal.

— **Alimentación rica en fibra:** una alimentación rica en fibra reduce la distensión abdominal al controlar el ritmo defecatorio y mejora el movimiento de las heces a través del colon.

— **Aumentar la ingesta de agua y líquidos:** es importante destacar que siempre que se aumente el consumo de fibra en la dieta, este debe ir acompañado de un aumento de ingesta de agua, ya que la fibra tiene la propiedad de absorber agua.

— **Evitar el tabaco y el alcohol:** el hábito de fumar y el consumo excesivo de alcohol aumentan la inflamación intestinal y se asocian a un mayor riesgo de diverticulitis.

7

Diarrea y estreñimiento

La diarrea y el estreñimiento son dos de las alteraciones más frecuentes a nivel intestinal. Aunque son condiciones opuestas, pueden incluso coexistir en determinadas situaciones o patologías como el síndrome del intestino irritable.

7.1. Diarrea

La palabra diarrea proviene del griego *diárroia*, derivado de *diarreîn* que significa «fluir por todas partes». Se trata de una alteración intestinal muy frecuente que conlleva un aumento en el número de deposiciones (al menos 3 veces al día) o una disminución en la consistencia de estas (por aumento del contenido líquido se vuelven pastosas o líquidas) respecto al patrón de deposiciones habitual. Según cuánto se mantenga esta situación en el tiempo, hablaremos de una diarrea aguda, prolongada o crónica (también llamada persistente). La diarrea aguda es aquella que dura hasta 1 semana, la prolongada dura de 1 a 2 semanas, y la crónica es aquella de una duración superior a 2 semanas [68].

La **diarrea crónica** puede deberse a múltiples causas como infecciones, intolerancias alimentarias, alergias alimentarias o a diversas enfermedades (fibrosis quística, hipertiroidismo o enfermedad de Crohn, entre otras). La consistencia suele oscilar entre los tipos 5, 6 o 7 de la escala Bristol (**Figura 6**). En primer lugar, se debe identificar la causa de la diarrea y corregirla, siempre y cuando sea posible. Para ello se requiere de un diagnóstico médico ya que el tratamiento variará según el mismo, siendo en ocasiones necesario recurrir a un tratamiento farmacológico [69]. Además, en la diarrea crónica, es primordial mantener un buen estado de hidratación, aunque el riesgo de deshidratación severa de manera inmediata es menor que en la diarrea aguda. En este caso, se puede producir, además, desnutrición a largo plazo. En el caso en el que la dieta sea la causa, pueden excluirse ciertos alimentos, como en el caso de alergia a ciertos alimentos.

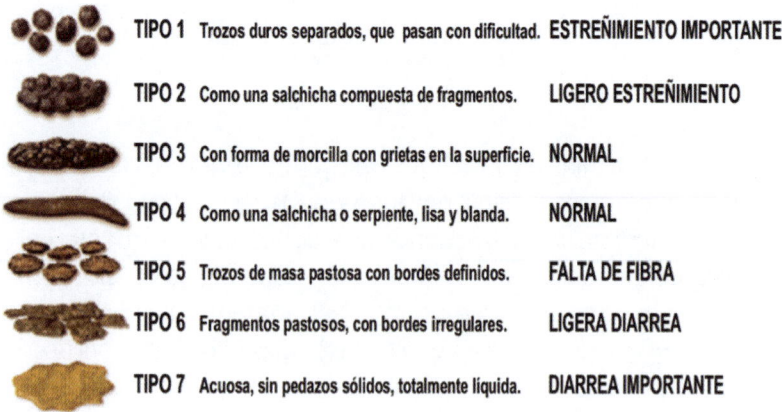

TIPO 1 Trozos duros separados, que pasan con dificultad. **ESTREÑIMIENTO IMPORTANTE**

TIPO 2 Como una salchicha compuesta de fragmentos. **LIGERO ESTREÑIMIENTO**

TIPO 3 Con forma de morcilla con grietas en la superficie. **NORMAL**

TIPO 4 Como una salchicha o serpiente, lisa y blanda. **NORMAL**

TIPO 5 Trozos de masa pastosa con bordes definidos. **FALTA DE FIBRA**

TIPO 6 Fragmentos pastosos, con bordes irregulares. **LIGERA DIARREA**

TIPO 7 Acuosa, sin pedazos sólidos, totalmente líquida. **DIARREA IMPORTANTE**

Figura 6

Escala de Bristol sobre el tipo de heces

Las complicaciones de la diarrea crónica varían según su origen. En general, la principal complicación es la malabsorción de nutrientes ya que, si el tiempo de tránsito intestinal (tiempo que tardan en pasar los alimentos por el intestino) es reducido, no da tiempo a absorber la cantidad adecuada de nutrientes ni de líquidos. Por lo tanto, se debe prestar atención a que la persona no presente anemia u otro tipo de manifestaciones relacionadas con carencias nutricionales [69].

Dado que la diarrea crónica suele necesitar un enfoque médico o sanitario más individualizado, nos centraremos en la **diarrea aguda** que, aunque dure menos, afecta a una mayor proporción de la población y su manejo nutricional reduce complicaciones que pueden resultar graves. La diarrea aguda suele originarse como consecuencia de una infección y se asocia a una rápida deshidratación, especialmente en niños/as pequeños y personas mayores, por lo que es fundamental saber cómo actuar y hacerlo rápido. Así, es fundamental consumir líquidos con electrolitos, por ejemplo, mediante soluciones de rehidratación oral, y evitar así una desnutrición. En primer lugar, se comienza con la hidratación durante aproximadamente 4 horas, sin alimentos si hay signos de deshidratación (si no los hay, puede omitirse esta fase). Para ello, se realizan tomas pequeñas y frecuentes (sin forzar) de líquido para hidratar, con mayor o menor frecuencia en función de la tolerancia del organismo. Posteriormente, se comienza a introducir comida y, si continúa la diarrea, se combina con la misma técnica de hidratación anteriormente descrita. Si no hay deshidratación o ya han pasado 4 horas desde el inicio de la hidratación se debe iniciar el consumo de alimentos ya que retrasar su inicio puede prolongar la diarrea.

A diferencia de lo que ocurría hace años, en los que se aconsejaba seguir una dieta astringente (evitar fibra, grasa y lactosa), hoy en día se indica consumir aquellos alimentos que le apetezcan a la persona, evitando únicamente aquellos con un alto contenido en azúcares simples (pueden agravar la diarrea) y en grasa (suelen ser peor tolerados). Eso sí, se deben ingerir pequeñas cantidades y de manera frecuente. En el caso de los lactantes, la lactancia materna se mantiene a demanda. Así mismo, mencionar que el consumo de fármacos no suele estar recomendado [68].

¿Qué puedo usar para hidratarme?

— **Sueros de rehidratación oral caseros o comerciales:** los comerciales, como los de venta en farmacia, contienen generalmente sodio, potasio, glucosa y una base (bicarbonato, citrato o acetato). A poder ser, es mejor recurrir a los comerciales que prepararlos en casa, ya que ciertos errores en su preparación pueden agravar la situación. Si se necesitara preparar en casa, a continuación, se da un ejemplo: 1 litro de agua + 1 taza de zumo de limón + ½ cucharada de postre de sal + ½ cucharada de postre de bicarbonato + 2 cucharadas soperas de azúcar [70].

— **Agua:** si se están ingiriendo alimentos es posible hidratarse con agua.

¿Puedo emplear refrescos, zumos o bebidas para deportistas para rehidratarme?

NO. En primer lugar, porque si tienen un alto contenido en azúcares (muchas lo tienen) pueden empeorar la diarrea. Y, en segundo lugar, porque si lo que se pretende es que sirva de sustituto del suero oral, cabe mencionar que no contienen la cantidad adecuada de sodio ni de potasio.

Dentro de las diarreas agudas, merece una mención especial la **diarrea del viajero** ya que constituye un problema de salud común debido al elevado número de desplazamientos internacionales (especialmente a Latinoamérica, África, Oriente Medio y Asia). Esta se contrae cuando se viaja a lugares en los que generalmente el agua no es limpia o bien los alimentos no se manipulan de forma segura. En estos casos la prevención es fundamental (consumir únicamente agua embotellada y si no es posible hervida, evitar el consumo de hielos y alimentos crudos que puedan estar contaminados como las ensaladas o las frutas que venden ya peladas, optar si es posible por el consumo de alimentos bien cocidos y que se sirvan calientes, lavado frecuente de manos con agua y jabón y vacunación cuando así se aconseje). Si ya se tiene diarrea, el tratamiento es como el de cualquier diarrea aguda.

7.2. Estreñimiento

El estreñimiento es una condición en la que una persona evacúa menos de tres veces a la semana, generalmente con heces duras, de escasa cuantía y más secas (Tipo 1 o 2 de la escala de Bristol, ver **Figura 6**) de lo habitual. Diversos estudios indican que su prevalencia en España varía entre el 12 % y el 20 %. Esta condición es más frecuente en mujeres, así como en personas con un estilo de vida sedentario y una alimentación pobre en líquidos y fibra [71]. Esta situación puede generar diversas complicaciones como hemorroides o fisuras anales, entre otras.

Aunque existen medidas dietéticas y cambios en el estilo de vida que pueden mejorar la situación, cuando éstas no funcionan, podría ser necesaria una visita al médico. En estos casos, se suele pautar algún tratamiento farmacológico como los laxantes como la lactulosa (que aumentan la masa fecal), estimulantes como el bisacodilo (que aumentan los movimientos intestinales) y emolientes como la glicerina (que ablandan las heces), si bien es cierto que también hay otro tipo de tratamientos (prucaloprida, *Plantago ovata*, etc.), aunque suelen ser menos habituales.

Comenzaremos con las recomendaciones dietéticas. Es aconsejable aumentar el consumo de fibra para lo cual es conveniente ingerir al menos 5 raciones de fruta y verdura cada día, entre 3 y 6 raciones al día de cereales integrales (pan, pasta, arroz, avena, etc.) y consumir al menos 4 raciones/semana de legumbres. Esta fibra retiene agua y aumenta el volumen fecal y la velocidad del tránsito intestinal, lo que mejora el estreñimiento. Asimismo, se debe aumentar la ingesta de líquidos en caso de que el estado de hidratación sea bajo (en personas bien hidratadas el aumento de la ingesta de líquidos no tiene beneficios) y realizar actividad física con frecuencia.

Raciones de alimentos expresadas en gramos y medidas caseras [72] (Figura 7):

— 1 ración de hortalizas equivale a 150-200 g o un plato llano de tamaño normal de ensalada variada, un plato de hortaliza cocida o una crema de hortalizas.
— 1 ración de frutas equivale a 120-200 g de fruta fresca o una pieza mediana, un tazón mediano de cerezas o fresas o dos rodajas de melón o sandía.
— 1 ración de cereal equivale a 40-60 g de pan o 60-80 g en seco de pasta o arroz o un cuarto de una barra de pan, un plato normal de arroz o pasta.
— 1 ración de legumbres equivale a 50-60 g en seco o unos 170 g ya preparadas o un plato individual.

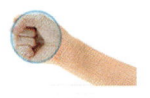 Ración de cereales y legumbres (equivale al tamaño del puño cerrado)

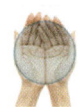 Ración de frutas y hortalizas (equivale a lo que cabe en ambas palmas de las manos juntas)

Figura 7

Equivalencias de las raciones mencionadas mediante las manos

8

Papel de la microbiota en la salud intestinal

Uno de los temas que ha atraído mayor interés en los últimos tiempos en relación a la salud y a la nutrición es el de la microbiota. El término **microbiota**, por definición, hace referencia al «conjunto de microorganismos vivos que se encuentran en un entorno definido». Esta definición sirve para referirse a las «diferentes microbiotas» que se encuentran en nuestro cuerpo, ya que tenemos microbiota en el intestino, pero también en la boca, en la piel, en los pulmones o en la vagina. En el caso de la microbiota intestinal, la definición que mejor se ajusta sería la de «compleja comunidad de microorganismos que habita en nuestro tracto gastrointestinal, pudiendo llegar a representar hasta 2 kg en una persona adulta» [73,74]. De hecho, utilizar el concepto de «compleja comunidad» al referirse a la microbiota intestinal no es casualidad, puesto que se estima que el genoma de la microbiota presenta 100 veces más genes que nuestro propio genoma [75]. En cuanto a su composición, la microbiota intestinal está principalmente compuesta por bacterias (mayoritariamente de los filos *Firmicutes*, *Bacteroides* y *Actinobacteria*), junto a otros microorganismos como hongos y virus, aunque estos últimos se encuentran en una menor proporción [75]. Otro aspecto que hay que tener claro al hablar de una «microbiota saludable» o «microbiota adecuada» es que no existe una única composición de la microbiota intestinal estándar (ni mucho menos ideal). El conocimiento que existe a día de hoy se basa en comparar la microbiota de personas sanas *vs* personas enfermas, y son dichas características las que se consideran a la hora de valorar la composición de la microbiota intestinal de una persona. En este sentido, y antes de seguir avanzando, es importante aclarar ciertos conceptos que se van a utilizar en los siguientes apartados.

Al valorar la composición de la microbiota intestinal de una persona se estudia su **diversidad** (índice que relaciona el número de especies diferentes y las proporciones entre ellas) [76]. En general (pero no siempre), se suele considerar que en individuos sanos la microbiota es «más diversa» y que en individuos enfermos suele ser «menos diversa». Otra variable que se suele utilizar a la hora de evaluar la composición de la microbiota intestinal es la relación entre dos grandes tipos de bacterias, *Firmicutes/Bacteroidetes* (F/B). Tal y como se ha indicado en el párrafo anterior, estas bacterias son las mayoritarias en la microbiota intestinal. No obstante, se sabe que, por ejemplo, en personas con obesidad o diabetes, la relación F/B suele estar aumentada (aumento de *Firmicutes* y/o disminución de *Bacteroidetes*).

Finalmente, otra manera de estudiar su composición es analizar la producción de **metabolitos bacterianos** (moléculas generadas por el metabolismo de las bacterias). En este sentido, la microbiota intestinal de una persona sana (teóricamente diversa) produce una serie de metabolitos con carácter anti-inflamatorio, ayudando a mantener la función de barrera intestinal. Por el contrario, la microbiota de una persona enferma (teóricamente menos diversa) produce metabolitos pro-inflamatorios, comprometiendo la función de barrera intestinal.

8.1. Implicación de la microbiota intestinal en la salud y en la enfermedad

La importancia de la microbiota intestinal se debe a las funciones en las que está implicada. En este sentido, en situaciones de salud (fisiológicas), la microbiota intestinal participa en funciones muy relevantes para el mantenimiento del equilibrio del hospedador (la persona en la que habita esta microbiota). Por ejemplo, la microbiota intestinal participa en la digestión ya que fermenta la fibra de los alimentos, y también regula la extracción, metabolismo y absorción de nutrientes y energía [77]. Asimismo, la microbiota intestinal está relacionada con el sistema inmune, más concretamente con la respuesta inmune innata que es la primera respuesta del sistema inmunitario contra elementos generalmente dañinos. Para ello, en primer lugar, el sistema inmune tolera la colonización del intestino por bacterias comensales o beneficiosas (ocurre principalmente tras el nacimiento, por la inmadurez del propio sistema inmune), manteniendo a estas separadas (compartimentadas) de otros tejidos cercanos [78,79]. Tras esta colonización, las bacterias comensales de la microbiota participan en el desarrollo de una barrera de defensa (tejido linfoide) y fortifican la barrera intestinal [80]. Finalmente, la microbiota intestinal también es capaz de producir metabolitos que tienen gran importancia en la salud, como es el caso de ciertas vitaminas (como las vitaminas A, K y algunas del grupo B), ácidos biliares o aminoácidos ramificados, entre otros [81].

No obstante, para que todas estas funciones tan relevantes para nuestra salud se puedan llevar a cabo, la composición de la microbiota debe ser adecuada, que es lo que se conoce con el término científico de «eubiosis» (**Figura 8**). Para ello, son las propias bacterias comensales de la microbiota intestinal las que favorecen una composición adecuada, modificando el pH del intestino y/o produciendo péptidos con efecto antimicrobiano, y evitando así la colonización por bacterias patógenas (que tienen efectos negativos) [82]. Por otro lado, una microbiota adecuada también tiene efectos positivos sobre la salud intestinal, puesto que las bacterias comensales que la componen ayudan a mantener la integridad del epitelio intestinal (favorecen la función de barrera del intestino), evitando posibles infecciones bacterianas [83].

En este sentido, otros metabolitos producidos por la microbiota intestinal (aparte de los mencionados anteriormente) son los AGCC. Estos se producen a partir de la fermentación bacteriana de diferentes componentes de la dieta. Entre los AGCC, los ácidos butírico, acético y propiónico son los más abundantes (y más ampliamente estudiados). Se sabe que estos AGCC tienen un efecto anti-inflamatorio, tanto a nivel intestinal (favoreciendo la función de barrera anteriormente mencionada) como a nivel sistémico (a nivel de todo el organismo) [84]. De hecho, existen estudios que sugieren que los AGCC podrían ser una herramienta de interés para el manejo de enfermedades caracterizadas por la inflamación, como es el caso del hígado graso [85].

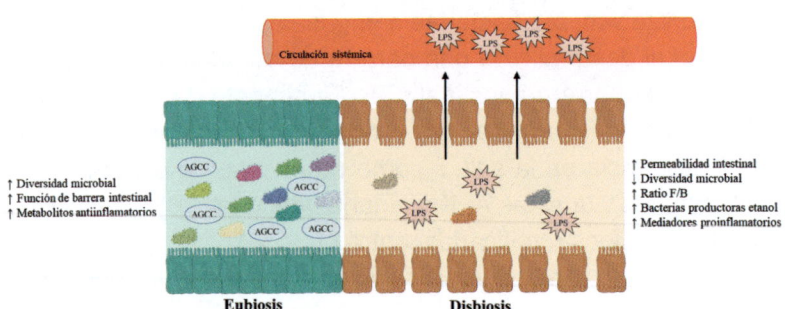

Figura 8

Representación de la microbiota intestinal en situación de eubiosis y disbiosis. AGCC: ácidos grasos de cadena corta, F/B: *Firmicutes/ Bacteroidetes*, LPS: lipopolisacárido

Por el contrario, cuando hay algún tipo de alteración en la microbiota, las funciones anteriormente mencionadas no se llevan a cabo (o no del todo). En estos casos, otro término que se usa habitualmente es el de «disbiosis» (**Figura 8**), el cual sirve para hacer referencia a una microbiota que «no es adecuada o saludable». De hecho la disbiosis suele implicar alteraciones de la composición de la microbiota intestinal (una menor diversidad bacteriana), una mayor permeabilidad intestinal (pérdida de la función de barrera) y la producción de metabolitos bacterianos que tienen un efecto pro-inflamatorio [86]. En este sentido, diferentes investigaciones han demostrado que la disbiosis de la microbiota intestinal suele ser habitual en ciertas enfermedades.

Por ejemplo, se ha visto que las personas con obesidad suelen tener una microbiota intestinal menos diversa, mientras que la microbiota de personas delgadas se caracteriza por una mayor producción de metabolitos anti-inflamatorios [87,88]. En el caso de otras enfermedades metabólicas como la diabetes, se ha visto que la microbiota intestinal de las personas con diabetes suele ser menos diversa y que además suele tener una menor abundancia de bacterias que producen ácido butírico (AGCC con efecto anti-inflamatorio) [89]. En la misma línea, también se ha descrito una microbiota menos diversa en personas que sufren hígado graso asociado a disfunción metabólica (MAFLD en inglés) junto con una mayor abundancia de bacterias productoras de etanol [90].

En el caso de enfermedades intestinales, se ha observado que la disbiosis está presente en personas con enfermedad celíaca (menor abundancia de *Bifidobacterium* y *Lactobacillus*), colitis ulcerosa y enfermedad de Crohn (menor abundancia de bacterias productoras de AGCC y mayor abundancia de bacterias pro-inflamatorias como *Escherichia Coli*) y síndrome del intestino irritable (aumento del filo *Firmicutes* y disminución del filo *Bacteroidetes*) [91-93]. A pesar de que, *a priori*, la implicación de la disbiosis de la microbiota intestinal ha sido identificada y caracterizada en una gran variedad de situaciones patológicas, también es cierto que existen diferencias en los resultados publicados al respecto. Los cambios en la microbiota anteriormente mencionados son reconocidos por la comunidad científica, pero en algunos estudios se han obtenido resultados contradictorios. Esto se puede deber a que a día de hoy sólo una parte de las bacterias que componen la microbiota intestinal que ha sido identificada, y que existen diferentes métodos y técnicas para determinar la composición de la misma.

En resumen, tener una microbiota intestinal adecuada/saludable resulta de gran importancia para el mantenimiento de la salud, puesto que está implicada en procesos muy relevantes para el hospedador. Asimismo, la disbiosis de la microbiota intestinal va a ser un factor a tener en cuenta en un gran número de estados patológicos. No obstante, todavía existen ciertas dudas sobre si la disbiosis descrita en estas enfermedades es causa o consecuencia de las mismas.

8.2. Factores que afectan a la microbiota intestinal

Una vez explicada la importancia que tiene el mantenimiento de una microbiota intestinal adecuada/saludable para la homeostasis del hospedador (para nosotros), es necesario conocer qué factores influyen sobre la propia microbiota. Como se explica en los siguientes puntos, algunos de estos factores son modificables, mientras que otros no.

Programación perinatal

Desde antes de nacer, se podría decir que nuestra microbiota intestinal se va formando. De hecho, diferentes investigaciones han demostrado que la microbiota de niños y niñas nacidos a término difiere de la microbiota de niñas y niños pretérmino. En este sentido, los nacidos a término tienen una microbiota más diversa, diferencia que se mantiene hasta los cuatro años de edad [94]. Por otro lado, el tipo de parto también es otro factor que tiene implicaciones en la microbiota intestinal del bebé. En un parto vaginal existe una transferencia de microbiota intestinal (de la madre al bebé) que se relaciona con una microbiota caracterizada por la abundancia del género *Bifidobacterium*. Por el contrario, la microbiota intestinal de bebés nacidos por cesárea se caracteriza por la presencia de bacterias de las especies *Enterococcus* y *Klebsiella,* que se relacionan con un mayor riesgo de infecciones respiratorias [95].

Edad

La edad es otro factor (obviamente no modificable) que tiene un efecto directo y significativo sobre la composición de la microbiota intestinal. Tal y como se ha explicado en el punto anterior, desde que nacemos contamos con microbiota intestinal. Lo que ocurre es que, al envejecer, la microbiota cambia (se vuelve menos rica y diversa), lo que, a su vez, se traduce en una pérdida de funcionalidad. De hecho, diferentes investigaciones han descrito cómo la abundancia de algunas bacterias disminuye con la edad (como es el caso del filo *Firmicutes* y el género *Bifidobacterium*), mientras que la abundancia de otras bacterias aumenta (caso de los filos *Bacteroidetes* y *Proteobacteria*, y la familia *Enterobacteriaceae*) [96].

Estos cambios en la composición de la microbiota intestinal se traducen en una mayor producción de mediadores pro-inflamatorios. Además, cabe resaltar que, a medida que envejecemos, la función de barrera intestinal también se ve afectada, aumentando la permeabilidad. Como consecuencia, el acceso de bacterias y mediadores pro-inflamatorios desde el intestino a la sangre aumenta [97], lo que puede influir (obviamente de manera negativa) en el estado de salud de una persona. Finalmente, y como consecuencia de esta alteración de la microbiota propia de la edad, la producción de metabolitos microbianos (y en especial de los AGCC con efecto anti-inflamatorio) también se ve afectada.

Dieta

La dieta de una persona es, probablemente, el factor que mayor influencia puede tener sobre la composición de la microbiota intestinal, y lo es por varios motivos. Por un lado, la dieta proporcionará microorganismos beneficiosos (que se denominan probióticos) que, mediante diferentes mecanismos, regulan la composición de la microbiota intestinal. Por otro lado, la dieta proporcionará alimento para las bacterias que componen la microbiota intestinal (lo que se conoce como prebióticos). A ello hay que sumar que la dieta aportará macronutrientes (hidratos de carbono, lípidos y proteínas) y micronutrientes (vitaminas y minerales) que, más allá de cumplir diferentes funciones (energética, estructural o reguladora) tendrán un impacto (mayor o menor) en la microbiota intestinal. Finalmente, también hay que tener en cuenta que lo más habitual es comer entre 3 y 5 veces al día, y todos los días. Todo ello, y a grandes rasgos, nos puede dar una idea de la importancia que tiene la dieta, en este caso sobre la microbiota intestinal. En este sentido, y de forma general, se considera que llevar un patrón dietético «occidentalizado» (dietas ricas en grasas saturadas y/o azúcares libres) se relaciona con una microbiota intestinal más inadecuada, así como con un efecto negativo sobre la función de barrera intestinal y la producción de AGCC [98,99].

En relación a los macronutrientes, el efecto de estos sobre la microbiota intestinal ha sido estudiado tanto en modelos animales como en ensayos clínicos (**Tabla 16**). Así, desde hace tiempo se relaciona el consumo excesivo de **hidratos de carbono simples (o azúcares)** con un mayor riesgo de sufrir enfermedades como la obesidad, diabetes de tipo 2, hígado graso o enfermedades cardiovasculares. Más recientemente se ha propuesto que las alteraciones producidas por el consumo de azúcares en la microbiota intestinal podría estar implicada en esta relación. En este sentido, estudios realizados en roedores indican que el consumo excesivo de azúcar (glucosa y fructosa) conlleva la pérdida de diversidad de la microbiota intestinal, un aumento en la producción de mediadores pro-inflamatorios, y una pérdida de la función de barrera intestinal [100].

Tabla 16

Efecto de los diferentes macro- y micro-nutrientes
en la microbiota intestinal

Tipo de nutriente			Efecto en la microbiota intestinal
Hidratos de carbono	Simples		↓ Diversidad microbial ↑ Producción mediadores pro-inflamatorios
	Complejos y fibra		↑ Abundancia *Lactobacillus* y *Bifidobacterium* ↑ Producción AGCC ↑ Función de barrera intestinal
Proteínas	Ingesta excesiva		↓ Abundancia bacterias productoras de AGCC
Lípidos	AGS (ingesta excesiva)		↑ Relación F/B ↑ Inflamación intestinal ↓ Función de barrera intestinal
	AGM (ácido oleico)		↑ Diversidad microbial ↓ Relación F/B ↑ Abundancia *Bifidobacterium*
	AGP	Serie ω-3	↓ Relación F/B ↑ Abundancia bacterias productoras de AGCC
		Serie ω-6	↓ Función de barrera intestinal

AGCC: ácidos grasos de cadena corta, AGM: ácidos grasos mono-insaturados, AGP: ácidos grasos poli-insaturados, AGS: ácidos grasos saturados, F/B: *Firmicutes/Bacteroidetes*, ω 3: omega 3, ω 6: omega 6.

Por el contrario, una dieta basada en alimentos de origen vegetal, rica en fibra y fitonutrientes (componentes exclusivos de alimentos de origen vegetal con beneficios para la salud), y con un aporte limitado de grasas saturadas y azúcares añadidos (lo que sería la Dieta Mediterránea), se relaciona con una composición de la microbiota más sana, diversa y con un perfil más antiinflamatorio. En este sentido, la ingesta de **hidratos de carbono complejos** y **fibra** se relaciona con una mayor cantidad de hidratos de carbono no digeribles que alcanzan la microbiota intestinal, siendo fermentados por ella.

Como resultado, se producen AGCC que sirven como sustrato energético para las propias células del intestino (favoreciendo la función de barrera), y que, además, pueden pasar al torrente sanguíneo llegando a diferentes órganos y tejidos (como el hígado o el músculo esquelético) donde tienen un efecto anti-inflamatorio [101]. Pero además, los AGCC acidifican el pH del intestino, dificultando el crecimiento de algunas bacterias, y favoreciendo el crecimiento de otras. Entre estas últimas destacan los *Lactobacillus* y *Bifidobacterium*, que se relacionan con una composición adecuada de la microbiota intestinal [77].

A pesar de que, a priori, uno podría pensar que los hidratos de carbono son los componentes de la dieta que principalmente afectan a la composición de la microbiota intestinal, lo cierto es que existen otros nutrientes que tienen un impacto notable. En el caso de las **proteínas**, que tenemos que consumir diariamente a través de la dieta (tienen función estructural y reguladora), también se ha visto que pueden influir en la composición de la microbiota intestinal. Este efecto ocurre una vez las proteínas de los alimentos han sido digeridas, proceso en el cual se liberan aminoácidos y péptidos (cadenas pequeñas de aminoácidos) que regulan el crecimiento de ciertas bacterias. Por otro lado, puede que una fracción de las proteínas ingeridas no se llegue a digerir, alcanzando el intestino prácticamente intactas, donde son fermentadas por la microbiota. Este proceso de fermentación influirá en la regulación de la composición de la microbiota intestinal mediada por las proteínas.

Según los estudios llevados a cabo hasta la fecha, la cantidad de proteína ingerida y el origen de la misma (si proviene de alimentos de origen animal o vegetal) parecen ser las principales variables a considerar. En el caso del origen, la proteína que proviene de alimentos de origen animal suele tener un valor biológico mayor (contienen todos los aminoácidos esenciales y en proporciones adecuadas) y una mejor digestibilidad que la proteína de origen vegetal. A pesar de estas aparentes ventajas (sobre todo en cuanto a la digestibilidad), los datos obtenidos en estudios preclínicos (en animales) indican que el origen de la proteína no parece afectar excesivamente a la microbiota intestinal [102]. Por el contrario, la cantidad de proteína ingerida sí parece ser un factor determinante por la siguiente relación: mayor ingesta de proteína = mayor fracción de proteína no digerida = mayor fermentación de proteína. Como consecuencia, disminuye la abundancia de bacterias productoras de AGCC con efecto anti-inflamatorio (principalmente las que producen propiónico y acético) que, además, dificultan el crecimiento de bacterias potencialmente patógenas favoreciendo una composición más adecuada de la microbiota intestinal [102]. No obstante, cabe indicar que la gran mayoría del conocimiento actual sobre la influencia de la ingesta de proteínas sobre la microbiota intestinal se ha obtenido en estudios realizados en modelos animales.

En cuanto a los **lípidos**, macronutriente con función principalmente energética (pero también reguladora y estructural), el tipo de lípido que se consume será la variable que principalmente afecta a la microbiota intestinal. En este sentido es necesario recordar que los lípidos en los alimentos están mayoritariamente en forma de triglicéridos, estructuras compuestas de tres ácidos grasos y una molécula de glicerol. Precisamente son los ácidos grasos que forman el triglicérido los que van a tener un efecto u otro sobre la composición de la microbiota intestinal. Esto se debe a que los ácidos grasos se pueden clasificar como saturados (AGS), mono-insaturados (AGM) y poli-insaturados (AGP). Esta clasificación se basa en la cantidad de dobles enlaces que tienen los ácidos grasos en su estructura (cadena hidrocarbonada); ningún enlace doble en los saturados, un enlace doble en los mono-insaturados y dos o más enlaces dobles en los poli-insaturados.

Así, se ha visto que una ingesta excesiva (o principalmente a base) de AGS aumenta la ratio F/B, produce inflamación intestinal y afecta negativamente a la función de barrera intestinal. Si bien estas observaciones se han realizado principalmente en estudios con animales (roedores alimentados con dietas enriquecidas con aceite de palma, que es rico en AGS), los datos disponibles de estudios en humanos parece que van en la misma dirección [77]. Por el contrario, se ha descrito que el consumo de dietas ricas en AGM (principalmente ácido oleico, como el que se encuentra en el aceite de oliva virgen extra (AOVE)) contribuyen al aumento de la diversidad de la microbiota intestinal, así como a la reducción de la ratio F/B y a una mayor abundancia de bacterias de la especie *Bifidobacterium*, las cuales se relacionan con una mayor producción de AGCC [103]. Cabe destacar, además, que el efecto de los AGM sobre la microbiota intestinal ha sido observado tanto en modelos animales como en personas con riesgo de padecer síndrome metabólico (perímetro de cintura aumentado, dislipemia y resistencia a la insulina) [104]. Finalmente, la ingesta de AGP ha demostrado tener efectos diferentes sobre la microbiota intestinal, dependiendo del tipo de ácido graso utilizado. Esto se debe a que dentro de los AGP existen (entre otros) los de la serie omega 3 (presentes en pescados grasos o frutos secos), los cuales tienen un efecto anti-inflamatorio. De hecho, se consideran como protectores respecto al desarrollo de enfermedades cardiovasculares. En relación con la microbiota intestinal, se ha observado que la ingesta de AGP omega 3 se relaciona con una reducción de la ratio F/B junto con el aumento de bacterias productoras de AGCC (en especial los pertenecientes al taxón *Lachnospiraceae*) [77]. Por el contrario, los AGP de la serie omega 6 (abundantes en aceites de semillas) tienen un efecto pro-inflamatorio. Por ello, es muy importante mantener una relación adecuada de AGP omega 3:omega 6, tanto por las implicaciones que ello puede tener en la salud, pero también por el impacto que puede tener esta relación en la microbiota intestinal. En este sentido, se ha observado que dietas con una relación de AGP omega 6:omega 3 elevada (como es el caso de las «dietas occidentalizadas») se relaciona con una mayor permeabilidad intestinal. Por el contrario, el aumento de la ingesta de AGP de la serie omega 3 no solo favorece la función de barrera (reduce la permeabilidad), sino que, además, mejora la composición de la microbiota intestinal [77]. Resulta importante recalcar que todas estas observaciones sobre los efectos de los AGP en la microbiota intestinal han sido obtenidos en estudios clínicos.

Tal y como se ha explicado hasta ahora, la composición de macronutrientes (hidratos de carbono, proteínas y lípidos) de la dieta de una persona afecta a su microbiota intestinal tanto en relación a su composición, como en relación a la función de barrera intestinal y producción de metabolitos bacterianos. Del mismo modo, diferentes investigaciones han demostrado que ciertas **vitaminas y minerales** (nutrientes con función reguladora, y en algunos casos estructural) también tienen un efecto sobre la microbiota intestinal. En este sentido, la ingesta insuficiente de ciertas vitaminas se ha relacionado con alteraciones en la función de la barrera intestinal, una menor producción de AGCC o alteraciones en la composición de la microbiota intestinal. Por el contrario, la suplementación de vitaminas con efecto antioxidante (como son las vitaminas A, E y C) ha demostrado regular el crecimiento de ciertas bacterias (favoreciendo crecimiento de *Bifidobacterium* y *Lactobacillus*, y reduciendo el crecimiento de la especie *Clostridium*), reducir la inflamación intestinal y la presencia de radicales libres [77,101]. No obstante, es necesario recalcar que estos efectos se han descrito en estudios preclínicos (animales de experimentación) o estudios clínicos en personas que tenían estados carenciales de las vitaminas anteriormente mencionadas. Algo parecido ocurre con los minerales, dado que la suplementación de calcio se ha relacionado con una mayor abundancia de bacterias del taxón *Akkermansia* (habitualmente considerados como marcadores de una microbiota adecuada) así como con la reducción de bacterias productoras de mediadores pro-inflamatorios (como el lipopolisacárido bacteriano). Del mismo modo, se ha visto en estudios clínicos que la suplementación de fósforo aumenta la diversidad de la microbiota intestinal y la producción de AGCC [101]. Por el contrario, se ha descrito que los suplementos de hierro (cuyo uso es relativamente habitual) pueden afectar negativamente a la microbiota intestinal (reduciendo la diversidad). No obstante, y al igual que ocurre con los efectos descritos para las vitaminas, el conocimiento actual sobre la influencia de los minerales en la microbiota intestinal es todavía limitado.

Si bien es cierto que a día de hoy existe evidencia sólida en relación con el impacto que tienen los diferentes componentes de la dieta sobre la microbiota intestinal, también hay que tener claro que cuando una persona se alimenta, consume los diferentes macro- y micro-nutrientes a la vez (una dieta). Por ello, otra manera de analizar la relación alimentación-microbiota intestinal es el estudio del impacto de patrones dietéticos concretos (**Tabla 17**).

Por ejemplo, el **patrón dietético «occidentalizado»** (caracterizado por el consumo de grasas saturadas, carne roja, alimentos procesados y azúcares añadidos, y por tener un aporte bajo de fibra) se relaciona con un mayor riesgo de desarrollar enfermedades metabólicas. Pero, además, también se relaciona con una disminución de bacterias con efecto anti-inflamatorio (como son la *Akkermansia muciniphila*, el *Faecalibacterium prausnitzii* o las bacterias de la especie *Roseburia*, entre otros) y una menor producción de AGCC [105]. Asimismo, este tipo de patrón dietético se caracteriza por una ingesta excesiva de lípidos, lo cual aumenta la producción de bilis (necesaria para la digestión de las grasas). Ello favorece el crecimiento de patobiontes (microbios endógenos benignos que cuando la composición de la microbiota está alterada tienen la capacidad de provocar determinadas enfermedades), lo que puede producir inflamación a nivel del colon. Además, el consumo excesivo de lípidos modificará directamente la composición de la microbiota intestinal, favoreciendo la producción de mediadores pro-inflamatorios, y alterando la función de barrera intestinal [105].

Tabla 17

Efecto de diferentes patrones dietéticos sobre la microbiota intestinal según sus características nutricionales

Tipo de dieta	Característica nutricional de la dieta	Efecto sobre la microbiota intestinal
Occidentalizada	↑ Aporte de grasas saturadas, carne roja, alimentos procesados y azúcares añadidos ↓ Aporte de fibra	↓ Bacterias con efecto anti-inflamatorio ↑ Crecimiento patobiontes ↑ Mediadores pro-inflamatorios ↓ Función barrera intestinal
Cetogénica	↑ Aporte de lípidos ↓ Aporte de hidratos de carbono, Aporte adecuado de proteína	↓ Abundancia *Bifidobacterium* ↓ Producción de AGCC
Dieta sin gluten	Sin aporte de alimentos con gluten	↓ Abundancia *Bifidobacterium* y *Lactobacillus* ↑ Abundancia *Escherichia coli* y *Enterobacteriaceae*
Baja en FODMAPs	↓ Oligo-, di- y monosacáridos y polioles fermentables	↓ Abundancia *Akkermansia muciniphila* y *Bifidobacterium*
Vegana	Sin aporte de alimentos de origen animal	↑ Relación *Prevotella/Bacteroides* ↑ Abundancia *Bifidobacterium* y *Lactobacillus*

Por otro lado, un patrón dietético que parece que siempre está «de moda» (con nombres o denominaciones diferentes, pero con la misma base) es el de las **dietas cetogénicas**. Estas dietas tienen como característica general un aporte reducido en hidratos de carbono, elevado de grasas y adecuado de proteínas. Si bien es cierto que cada vez se han propuesto un mayor número de posibles aplicaciones clínicas de este tipo de dietas, la mayoría de las veces se utilizan (con mayor o menor tasa de éxito y base científica) para producir pérdidas de peso rápidas. En cualquier caso, y debido al aporte de macronutrientes característico de este tipo de dietas, se produce un aumento del metabolismo de las grasas (se convierten en principal fuente de energía). Esto se traduce en una mayor producción de cuerpos cetónicos (en el hígado), que serán utilizados por nuestro cuerpo para obtener energía. En relación con el impacto de las dietas cetogénicas sobre la microbiota intestinal, la evidencia disponible indica que, en general, este patrón dietético tiene un efecto negativo. Más concretamente, se ha descrito que las dietas cetogénicas producen una reducción de bacterias del género *Bifidobacterium*, las cuales viven de fermentar fibra (que no va a abundar en este tipo de dietas). Pero, además, la menor abundancia de *Bifidobacterium* también afecta negativamente a otras bacterias (como *Eubacterium rectale* o *Roseburia*) que se alimentan de los metabolitos que producen los *Bifidobacterium* (sería como una reacción en cadena negativa). Todos estos cambios en las abundancias de bacterias específicas se traducen en alteraciones en la producción de AGCC (principalmente menor producción de butirato y acetato), lo que podría alterar la salud intestinal [106]. Cabe señalar que, si bien toda esta evidencia se ha obtenido en estudios clínicos (en humanos), el número de investigaciones es todavía limitado, por lo que tampoco es descartable que en el futuro el conocimiento actual se vaya a ver completado.

Las **dietas sin gluten** son otro patrón dietético que cada vez más personas adoptan (bien por necesidad o bien por elección).

Como su nombre indica, este tipo de dieta se basa en excluir todos los alimentos que vayan a tener esta proteína. Antes de profundizar sobre su impacto en la microbiota intestinal, es necesario aclarar que la dietas sin gluten no son dietas desequilibradas en sí mismas. Lo que ocurre es que el gluten es una proteína con unas características de gran interés desde el punto de vista tecnológico (por ejemplo, permite generar la miga típica del pan). Por ello, a menudo se sustituye por otros ingredientes que difieren significativamente (generalmente grasas), afectando a la composición de los alimentos (y, por consiguiente, de la dieta). De hecho, aparte de no aportar gluten, este tipo de dietas se relacionan con un mayor coste económico, una menor ingesta de fibra, de vitaminas (principalmente B9, B12 y D) y de minerales (calcio, magnesio y zinc), así como con una potencial mayor ingesta de AGS *trans* (ácidos grasos muy negativos para la salud) [107]. Todo ello tiene un impacto directo sobre la microbiota intestinal. Diferentes estudios clínicos llevados a cabo en individuos sanos (sin enfermedad celíaca) que seguían una dieta sin gluten han puesto de manifiesto una menor abundancia relativa de *Bifidobacterium* y *Lactobacillus*, junto con el aumento de las abundancias de *Escherichia coli* y *Enterobacteriaceae* (relacionadas con la presencia de bacterias en el torrente sanguíneo) [108]. Por el contrario, otras investigaciones no han encontrado grandes cambios en la composición de la microbiota intestinal en sujetos que siguen una dieta sin gluten. No obstante, sí que han descrito que el «funcionamiento» de la microbiota (rutas metabólicas que regulan) cambia cuando se sigue este tipo de dietas [109]. Por ello, y a la vista de los efectos que hasta la fecha se han descrito en relación al efecto de las dietas sin gluten sobre la microbiota intestinal, en caso de querer llevar una dieta de este tipo sin que sea estrictamente necesario, sería recomendable hacerlo bajo supervisión de un profesional.

Otro patrón dietético que probablemente hayas escuchado, y del que ya se ha hablado en esta Guía (*ver sección Síndrome del intestino irritable*), es el de las **dietas bajas en FODMAPs**. En los últimos años la utilización o aplicación terapéutica de las dietas bajas en FODMAPS ha ido en aumento. De hecho, tal y como se ha explicado anteriormente, se consideran especialmente útiles para personas con EII o personas que padecen de SII. En ambos casos, parece que seguir una dieta baja en FODMAPs mejora los síntomas de estas patologías [110]. No obstante, las dietas bajas en FODMAPs también pueden suponer una ingesta menor de prebióticos, como son los fructo- y galacto-oligosacáridos. Dado que estos componentes sirven como sustrato (alimento) a las bacterias intestinales, su aporte reducido plantearía una situación de compromiso. Por un lado, las dietas bajas en FODMAPs pueden ayudar a aliviar los síntomas de personas con patologías intestinales concretas, pero por otro lado, su menor contenido en prebióticos puede tener un impacto negativo en la microbiota intestinal (lo cual puede afectar de forma negativa en la salud) [77]. De hecho, y según la evidencia disponible (obtenida en estudios clínicos), parece que este tipo de dietas se relaciona con una menor abundancia relativa de ciertas bacterias beneficiosas (tales como *Akkermansia muciniphila* o *Bifidobacterium,* entre otros) en comparación con individuos que siguen una dieta control [77]. Por ello, y de cara a aprovechar los beneficios de este tipo de dieta y minimizar los posibles efectos negativos de la misma en la microbiota intestinal, diferentes estudios han propuesto la administración o uso conjunto de probióticos.

Para finalizar con la influencia de los diferentes patrones dietéticos sobre la microbiota intestinal, a continuación, veremos cuál es la relación que tiene con la **dieta vegana**. En este sentido, y antes de avanzar, es necesario recalcar que una dieta no tiene por qué ser peor únicamente porque sea vegetariana o vegana. Del mismo modo, una dieta no tiene por qué ser mejor (o más completa) por el simple hecho de incluir alimentos de origen animal. En ambos casos, la clave estará en lo bien o mal diseñada que esté la dieta.

En el caso de la dieta vegana, que por definición es una dieta estrictamente vegetariana (excluye cualquier alimento de origen animal), ésta se caracteriza (en general) por aportar cantidades elevadas de fibra y prebióticos, AGIs y compuestos fenólicos (compuestos no-nutritivos con efectos beneficiosos para la salud). Aunque no se ha descrito o definido una composición de la «microbiota intestinal vegana», lo cierto es que este patrón dietético se ha relacionado con una relación *Prevotella/Bacteroides* elevada. Este hecho tiene sentido ya que una mayor abundancia de *Prevotella* es común en dietas ricas en alimentos de origen vegetal (como ocurre en lugares como Asia, África o Sudamérica). Por el contrario, una mayor abundancia de *Bacteroides* suele ser habitual en dietas ricas en alimentos de origen animal y AGS [111]. Asimismo, una ingesta elevada de fibra se relaciona con una abundancia aumentada de bacterias de las especies *Bifidobacterium* y *Lactobacillus*, las cuales evitarán, a su vez, la colonización del intestino por patobiontes. Este efecto también estaría potenciado por la elevada ingesta de compuestos fenólicos propia de las dietas veganas [112]. Por ello, y desde el punto de vista de la microbiota intestinal, llevar una dieta vegana podría tener su interés, siempre y cuando esté bien diseñada y aporte los macro- y micro-nutrientes adecuados.

A modo de resumen, se podría decir que llevar un patrón dietético como puede ser el de la Dieta Mediterránea, caracterizada por una presencia elevada de alimentos de origen vegetal (frutas, verduras, cereales integrales, frutos secos y legumbres), un consumo moderado de pescado y carne blanca, leche y lácteos, y el uso del aceite de oliva como principal fuente de grasa (una dieta nutricionalmente rica), ayudará a cuidar tanto la composición de la microbiota intestinal, como a favorecer la función de barrera intestinal y la producción de metabolitos bacterianos con efecto anti-inflamatorio. Por el contrario, patrones dietéticos «occidentalizados» energéticamente densos y nutricionalmente pobres (ricos en AGS y azúcares añadidos, relación AGP omega 6:omega

3 elevado y pobre en frutas y verduras) tendrán un impacto negativo en la microbiota intestinal, y como no, en la salud. No obstante, y aunque la dieta sea uno de los principales determinantes de la microbiota intestinal, lo cierto es que también influyen otros factores, como se explica a continuación.

Estilo de vida

El estilo de vida de una persona engloba diferentes factores que, de una forma u otra, tienen un impacto (positivo o negativo) en la salud. En este sentido, el estilo de vida de una persona también está relacionado con la microbiota intestinal.

Por ejemplo, es bien sabido que la práctica habitual de **actividad física** se relaciona con un mejor estado de salud, pero lo que no todo el mundo sabe es que también tiene un impacto sobre la microbiota intestinal (**Figura 9**). Por un lado, la actividad física favorece el tránsito intestinal, lo que se traduce en un menor tiempo de contacto entre los posibles patógenos que se puedan encontrar en el tracto gastrointestinal y la capa de moco protectora del intestino/colon. Por otro lado, se ha propuesto que la práctica de actividad física se relaciona con una composición de la microbiota intestinal más adecuada/saludable (mayor riqueza y diversidad). Por ello, se ha propuesto que los efectos beneficiosos que tiene la actividad física en la salud podrían derivar (al menos en parte) de los cambios que se producen a nivel de la microbiota intestinal [105].

Así, la mayoría de estudios llevados a cabo en humanos coinciden en que la práctica de actividad física, tanto en personas sanas como en sujetos con alteraciones metabólicas, aumenta la diversidad de la microbiota intestinal, reduce la ratio F/B, aumenta la abundancia relativa de bacterias relacionadas con la función de barrera intestinal, y aumenta la abundancia relativa de bacterias productoras de AGCC con efecto anti-inflamatorio [105]. No obstante, la relación entre la práctica de la actividad física y la microbiota intestinal es compleja. De hecho, existen una serie de factores como el tipo de ejercicio practicado, la intensidad, la duración y la frecuencia de las sesiones, que van a influir en el efecto.

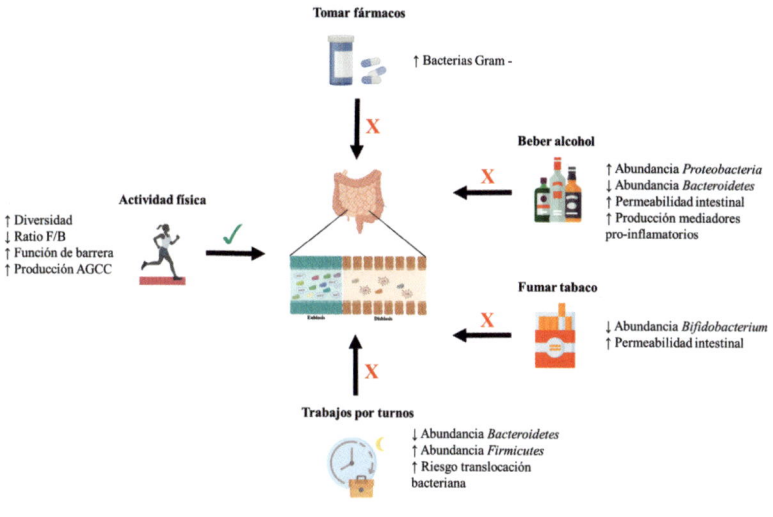

Figura 9

Representación gráfica del impacto de diferentes factores relacionados con el estilo de vida de una persona sobre la microbiota intestinal. AGCC: ácidos grasos de cadena corta, F/B: *Firmicutes/Bacteroidetes*

Más allá de si llevamos una vida más o menos sedentaria, también hay otras variables a considerar cuando nos referimos a la microbiota intestinal. Por ejemplo, en personas que tienen **trabajos nocturnos o trabajan por turnos**, su ritmo circadiano (los cambios biológicos que ocurren en nuestro cuerpo en ciclos de 24 horas) se ve alterado, lo que a su vez puede afectar a la composición de la microbiota intestinal. En este sentido, se ha descrito que la microbiota de estas personas se caracteriza por tener una menor abundancia de *Bacteroidetes* y mayor abundancia de *Firmicutes*, y que, además, tienen un mayor riesgo de sufrir translocación bacteriana (paso de bacterias a través de la mucosa intestinal a otros lugares del organismo, como por ejemplo la sangre) e inflamación intestinal [113]. Dado que este factor no es tan modificable como otros (hay trabajos que necesariamente se hacen por turnos), las personas que tienen este tipo de trabajos deberán prestar atención al resto de factores que se citan en este apartado de cara a cuidar su microbiota intestinal.

Otro factor que influye de forma directa en la microbiota intestinal son los **fármacos** que toma una persona. En este sentido, el uso de antibióticos (común en el tratamiento de infecciones) afecta de forma negativa a la microbiota intestinal [78], por lo que habitualmente este tipo de tratamientos suele ir acompañado de la administración de probióticos (que ayudan a restaurar la microbiota). No obstante, otros fármacos de consumo más habitual, como pueden ser los AINEs, como el ibuprofeno o el naproxeno, tampoco son inocuos para la microbiota intestinal. De hecho, tanto estudios preclínicos como estudios en humanos han descrito que la composición de la microbiota intestinal varía significativamente al tomar este tipo de fármacos. En concreto se ha descrito que el consumo de AINEs favorece el aumento de bacterias Gram negativas (como las pertenecientes a los filos *Bacteroidetes* y *Proteobacteria*), mientras que los efectos sobre las bacterias Gram positivas no están tan claros. Cabe destacar, además, que estos efectos ocurren sin que la diversidad de la microbiota intestinal se vea afectada significativamente [114]. No obstante, el número de estudios llevados a cabo hasta la fecha en humanos es limitado, y el impacto de factores como la duración del tratamiento no se conoce en profundidad. Además, hay que tener en cuenta que el uso de estos medicamentos suele ser más frecuente que el de los antibióticos (que tienen que ser recetados), sin olvidar que en ocasiones se pueden incluso combinar. Por ello, conocer el impacto que tienen sobre la microbiota intestinal resulta especialmente interesante.

Finalmente, se ha descrito que otros hábitos no saludables, como pueden ser la **ingesta de alcohol** o **fumar tabaco,** también tienen un impacto negativo sobre la microbiota intestinal. En este sentido, datos obtenidos con modelos animales (principalmente roedores) demuestran que una ingesta excesiva de alcohol afecta a la función de barrera intestinal (mayor permeabilidad) y aumenta la producción de mediadores pro-inflamatorios. Curiosamente, dichos efectos se veían revertidos cuando los mismos animales recibían (junto con el alcohol) probióticos (*Lactobacillus rhamnosus* GG) y prebióticos (avena) [115]. En cuanto a los resultados obtenidos en estudios clínicos (en humanos) se ha visto que el consumo de alcohol reduce la motilidad intestinal, lo que a su vez puede limitar o regular el crecimiento de ciertas bacterias [116]. Otros estudios han demostrado que la microbiota de personas alcohólicas (con y sin enfermedad hepática) se caracteriza por tener una menor abundancia del filo *Bacteroidetes* y una mayor abundancia del filo *Proteobacteria*, así como mayor producción de mediadores pro-inflamatorios y una mayor permeabilidad intestinal [115]. Asimismo, y de forma parecida a lo que ocurre en roedores, la administración de prebióticos, probióticos y simbióticos en humanos resulta efectiva, mejorando la disbiosis producida por el consumo de alcohol.

En el caso del tabaco, es necesario recalcar que el humo no solo afecta a la microbiota intestinal, sino que también a la microbiota de otras partes del cuerpo (como la nasofaríngea). De hecho, fumar tabaco es considerado como un factor riesgo en el desarrollo de diferentes enfermedades intestinales como puede ser la EII [117]. En este sentido, los compuestos tóxicos que contiene el humo del tabaco tienen un efecto antimicrobiano. Ello produce la disbiosis de la microbiota intestinal (afectando especialmente a la abundancia de *Bifidobacterium*) y aumenta la permeabilidad intestinal en las personas fumadoras [118]. Por otro lado, el propio tabaco (los cigarrillos) también tienen carga bacteriana (destacan los géneros *Bacillus, Campylobacter, Clostridium, Enterococcus* o *Escherichia*, entre otros), siendo una potencial fuente de bacterias patógenas (negativas) que pueden alterar la composición de la microbiota intestinal [119]. Asimismo, los cambios que provoca el tabaco en la microbiota intestinal podrían explicar (al menos en parte) la adicción que provoca este hábito. En este sentido, fumar tabaco se relaciona con una menor abundancia de bacterias del género *Actinobacteria*, mientras que una abundancia menor de bacterias del género *Actinobacteria* se relaciona con un mayor consumo de tabaco. Este hecho podría significar que el tabaco crearía una especie de ciclo de retroalimentación (tabaco-microbiota-tabaco) que fomentaría el propio hábito de fumar [120]. Las diferentes investigaciones llevadas a cabo hasta la fecha demuestran que existen otros factores (como la edad a la que una persona empieza a fumar o la cantidad de cigarrillos que fuma al día) también influyen. Asimismo, cabe destacar que los cambios producidos por el tabaco en la microbiota intestinal se revierten cuando una persona deja de fumar [120].

8.3. Estrategias para cuidar la salud intestinal a través de la microbiota

Tal y como se ha indicado anteriormente, la microbiota intestinal juega un papel relevante en numerosos procesos de gran importancia para el mantenimiento del estado de salud. Por ello, puede ser interesante conocer ciertas estrategias que, de alguna manera, ayuden a mantener una microbiota intestinal adecuada. Esto es especialmente interesante en el contexto de la salud intestinal.

Prebióticos

Este término hace referencia a los componentes no digeribles de los alimentos que, al no poder ser procesados en nuestro intestino, son fermentados de forma selectiva por las bacterias de la microbiota intestinal, produciendo efectos beneficiosos en la salud de quien los consume. Para que un ingrediente de un alimento sea considerado prebiótico, este debe ser resistente a la digestión y a la absorción intestinal, fermentable por la microbiota intestinal, y debe estimular de forma selectiva el crecimiento y/o la actividad de bacterias con efectos positivos con la salud. De hecho, la principal diferencia con la fibra reside en que esta, a pesar de que también es resistente a la digestión/absorción y es fermentable por la microbiota intestinal, no lo es de forma específica [121]. Si bien es cierto que tradicionalmente se ha relacionado la ingesta de prebióticos con el crecimiento de *Lactobacillus* y *Bifidobacterium* (característicos de una composición de la microbiota adecuada), este efecto también conlleva la producción de AGCC con efecto anti-inflamatorio (principalmente acetato). Dicho efecto va a suponer beneficios en el hospedador, puesto que los AGCC tendrán un efecto anti-inflamatorio y además regularán la composición de la microbiota intestinal [122].

Desde un punto de vista químico-tecnológico, los prebióticos son hidratos de carbono (polisacáridos no almidón y oligosacáridos) compuestos principalmente de unidades de fructosa y/o galactosa unidas entre sí por enlaces de tipo β (nosotros solo somos capaces de digerir los enlaces tipo α). Aunque existen diferentes tipos de prebióticos, una característica común en todos es que proceden de alimentos de origen vegetal. De hecho, los cereales (especialmente los integrales), legumbres, frutas y verduras son fuentes dietéticas naturales de prebióticos. Por ello, patrones dietéticos como dietas vegetarianas y veganas, o la propia Dieta Mediterránea (rica en alimentos de origen vegetal), son considerados como ricos en prebióticos, mientras que patrones dietéticos occidentalizados (basados en alimentos de origen animal) suelen ser pobres en estos componentes [122]. Otra opción sería ingerir los prebióticos a modo de suplemento. No obstante, hay que tener en cuenta que a través de la dieta una persona puede tomar prebióticos en cantidades «suficientes», aunque en realidad no existe una recomendación de ingesta definida, y que la ingesta excesiva de estos, al igual que ocurre con la fibra, puede afectar negativamente al aprovechamiento de otros nutrientes, dificultando por ejemplo la absorción de minerales [123]. En lo referente a los prebióticos que habitualmente se encuentran en alimentos, y también en forma de suplementos, destacan la inulina, los fructo-oligosacáridos (FOS) y los galacto-oligosacáridos (GOS) (**Tabla 18**). También se consideran prebióticos los polisacáridos presentes en la leche humana, que junto con otros nutrientes y componentes, ayudan al desarrollo de la microbiota intestinal en esta etapa de la vida [122].

Tabla 18

Tipos de prebióticos, su estructura química y las fuentes alimentarias

Prebiótico	Fuente alimentaria
Inulina	Cebolla, alcachofa, achicoria, espárragos, ajo
FOS	Puerro, plátano, lentejas, alcachofa, achicoria Inulina (por hidrolisis)
GOS	Lentejas, garbanzos, alubias, leche y lácteos

FOS: fructo-oligosacáridos, GOS: galacto-oligosacáridos.

En cuanto a la utilidad de los prebióticos para el mantenimiento o cuidado de la microbiota intestinal, éstos tienen efectos beneficiosos mediados por diferentes mecanismos. Por un lado, los prebióticos son fermentados por la microbiota intestinal generando AGCC. Estos, aparte de tener un efecto anti-inflamatorio, acidifican el pH intestinal, evitando el crecimiento de bacterias patógenas y ayudando a mantener una composición de la microbiota intestinal adecuada. No obstante, el efecto de los prebióticos en la abundancia de bacterias específicas también depende de factores como el tipo de prebiótico, la cantidad ingerida o el periodo de tiempo en el cual se han ingerido [121]. Por ello, a día de hoy es difícil especificar los efectos que puede tener un prebiótico concreto en la microbiota intestinal de una persona. Por otro lado, los AGCC producidos en la fermentación bacteriana de los prebióticos sirven como «alimento» para la mucosa del colon, lo que ayuda al mantenimiento de la función de barrera intestinal [124]. Cabe destacar, además, que los AGCC tienen la capacidad de pasar a la circulación sanguínea general, alcanzando órganos como el hígado o el cerebro, donde regulan procesos como el metabolismo de las grasas o los mecanismos de hambre-saciedad (respectivamente) [122]. En el contexto de las enfermedades intestinales, se ha descrito que los prebióticos pueden ser una herramienta de interés para el manejo de la EII. En este sentido, cabe destacar que este tipo de enfermedad se caracteriza por una desregulación de la composición de la microbiota intestinal, caracterizado por un crecimiento disminuido de bacterias productoras de AGCC, junto con el aumento de la presencia de bacterias potencialmente patógenas. Así, prebióticos como la inulina han demostrado ser efectivos recuperando una composición de la microbiota adecuada y reduciendo la inflamación intestinal [124].

Probióticos

Por definición, los probióticos son microorganismos vivos/viables que, al ser ingeridos en cantidades adecuadas (bien en alimentos o en forma de suplementos), producen efectos beneficiosos en la persona que los ingiere [125]. Los efectos beneficiosos de los probióticos en los seres humanos han sido ampliamente estudiados tanto por la comunidad científica, como por las industrias alimentaria y farmacéutica. De hecho, existen numerosas declaraciones de salud relacionadas con los probióticos, tales como la prevención o tratamiento de diarrea aguda o diarrea asociada a antibióticos o *Clostridium difficile*, mejora de la EII y enfermedad del intestino irritable, así como la reducción del riesgo de sepsis y enterocolitis necrotizante en recién nacidos. También se han propuesto otras declaraciones asociadas a los probióticos tales como la erradicación de *Helicobacter pylori*, reducción de la incidencia y severidad de infecciones respiratorias, mejora de la depresión, prevención o tratamiento de la dermatitis atópica, o la reducción de factores de riesgo cardiovasculares asociados al síndrome metabólico [126].

En ocasiones, al hablar de probióticos, uno puede pensar que la única manera de consumirlos es, o bien tomando yogures, o bien tomando los probióticos a modo de suplemento. Entre estos últimos los más habituales suelen ser suplementos a base de bacterias de los géneros *Lactobacillus* y *Bifidobacterium*. No obstante, cabe destacar que existen numerosos alimentos tanto de origen animal como de origen vegetal que contienen probióticos de forma natural. Entre estos alimentos destacan los lácteos fermentados (yogur y kéfir), el chucrut (el que se comercializa refrigerado) y el kimchi (preparaciones a base de col fermentada, típicas de Alemania y Corea, respectivamente), la kombucha (bebida fermentada a base de té) o los encurtidos (como pueden ser los pepinillos). Una posible ventaja que podría ser atribuible a los suplementos de probióticos en comparación a los alimentos que los contienen de forma natural reside en la dosis (los suplementos están diseñados para proporcionar dosis que han demostrado ser efectivas). Por otra parte, en los suplementos existe la opción de combinar diferentes cepas, aunque ello no significa un mayor efecto necesariamente. En cualquier caso, y sea cual sea la vía mediante la cual se toman los probióticos, lo cierto es que van a tener un efecto positivo sobre la microbiota intestinal. De hecho, cuando existe disbiosis, por enfermedad o por algún tipo de tratamiento farmacológico, tomar probióticos ayuda a recuperar la composición de la microbiota intestinal (**Figura 10**).

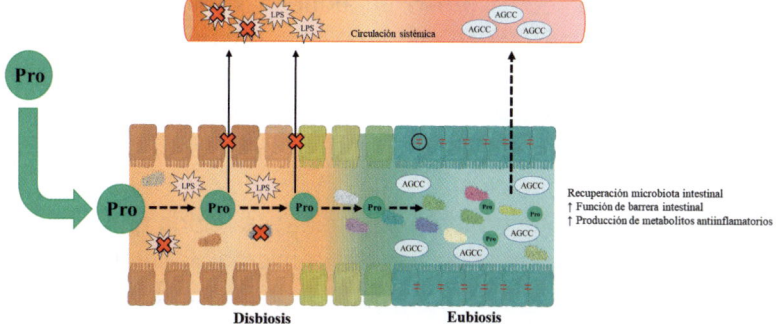

Figura 10

Representación esquemática de los efectos de los probióticos en la recuperación de la eubiosis. AGCC: ácidos grasos de cadena corta, LPS: lipopolisacárido, Pro: probiótico

Cabe destacar que los efectos beneficiosos que tienen los probióticos sobre la microbiota intestinal, están mediados por diferentes mecanismos de acción. Por ejemplo, se sabe que los probióticos regulan la composición de la microbiota intestinal, dificultando la presencia de microorganismos potencialmente patógenos mediante distintas formas:

— Compiten con estos por receptores y sitios de unión en la mucosa intestinal (compiten por un «sitio»).
— Los probióticos producen metabolitos y agentes antimicrobianos que afectarán negativamente a dichas bacterias patógenas.
— Las propias bacterias probióticas pueden regular la respuesta inmune intestinal hacia los microorganismos que se encuentran en el intestino.

Todos estos mecanismos favorecen el crecimiento de las bacterias beneficiosas (las que deberían estar en eubiosis), mientras que limitan la presencia y crecimiento de bacterias productoras de mediadores pro-inflamatorios (como son las bacterias productoras de etanol). Además, las bacterias probióticas, especialmente las del género *Lactobacillus*, favorecen la expresión de proteínas de unión estrecha, que unen las células del intestino entre sí y que, por tanto, son esenciales para mantener la función de barrera intestinal.

A los efectos anteriormente mencionados habría que sumarle que la mejora de la composición de la microbiota intestinal mediada por los probióticos (en cuanto a diversidad y abundancia de microorganismos concretos) también implica una mayor producción de metabolitos anti-inflamatorios (como los AGCC). Finalmente, también existen estudios que, si bien no han encontrado cambios en la composición de la microbiota intestinal tras consumir probióticos, sí que han descrito cambios en la función de enzimas microbianos y diferencias en los niveles de los metabolitos producidos. Ello sugiere que más allá de regular (o no) la composición de la microbiota intestinal, los probióticos también tendrían la capacidad de regular la función metabólica global de la microbiota intestinal [127]. Si bien es cierto que los efectos de los probióticos anteriormente mencionados son esperables, existen estudios (son minoría) que también han descrito la ausencia de efectos o incluso efectos adversos relacionados con el consumo de probióticos. En este sentido, la cepa (o cepas) seleccionada, la dosis administrada o el tiempo de administración del probiótico podrían ser factores a tener en cuenta.

No obstante, y a pesar de los beneficios anteriormente indicados, lo cierto es que la utilización de probióticos tiene la limitación de que se basa en administrar microorganismos vivos. Ello puede representar un posible riesgo para la salud, especialmente si se utilizan con personas enfermas. Por ello, hace ya unos años se propuso la utilización de postbióticos, que se definen como células microbianas inactivadas (o no viables) que confieren un beneficio a la salud del consumidor [125]. O, dicho de otra forma, los postbióticos serían bacterias probióticas pero inactivadas (la mayoría de veces aplicándoles calor). En un principio se podría pensar que los postbióticos no tienen mucho sentido, puesto que anteriormente se ha mencionado que los beneficios de los probióticos están mediados (al menos en parte) por su capacidad de llegar vivos al intestino. Sin embargo, diferentes estudios han demostrado que los verdaderos responsables de producir los efectos atribuidos a los probióticos son ciertos componentes del interior o de la membrana de las bacterias [128]. Entre estos componentes destacan fragmentos o partes de la membrana celular (como beta-D-glucanos, quitina o manoproteínas), así como fragmentos celulares (como ácidos teicoicos y lipoteicoicos, peptidoglicano o lipopolisacárido) o incluso fragmentos del propio ADN de la bacteria. De hecho, en el proceso de inactivación, ya sea por calor u otros métodos, las diferentes estructuras (membranas) de las bacterias se rompen. Esto hace que los componentes bacterianos anteriormente mencionados estén más disponibles. Por ello, y según los resultados publicados en los últimos años, se cree que los postbióticos en general tienen efectos similares a los producidos por los probióticos de origen, antes de la inactivación, y que en ocasiones pueden tener incluso un mayor efecto [129]. No obstante, se podría decir que este campo de investigación es todavía relativamente reciente, y por ello, es necesario seguir investigando en esta línea para corroborar la evidencia disponible. De hecho, no hay que olvidar que en el caso de los postbióticos existen factores como el método o las condiciones utilizadas para la inactivación de los probióticos (tiempo, temperatura, etc.) que pueden influir en el efecto de los mismos.

Compuestos fenólicos

Los compuestos fenólicos son componentes no nutritivos presentes en alimentos de origen vegetal (producidos como defensa frente al estrés) que tienen potenciales efectos beneficiosos en la salud [130]. Estos beneficios se basan principalmente en sus efectos anti-inflamatorios y antioxidantes, los cuales pusieron a los compuestos fenólicos en el punto de mira de la comunidad científica como posibles moléculas con potencial preventivo y/o terapéutico de diferentes enfermedades y alteraciones de la salud [131]. Si bien es cierto que los efectos beneficiosos de los compuestos fenólicos en enfermedades cardiovasculares u otro tipo de afecciones ha sido estudiado y caracterizado desde hace tiempo, más recientemente se ha puesto el foco de atención en la relación que tienen con la microbiota intestinal. Los compuestos fenólicos son metabolizados por la microbiota intestinal, lo cual hasta hace no mucho se consideraba una limitación para su uso, por ejemplo, como nutracéuticos o como ingredientes funcionales. Esto se debe a que dicha metabolización reduce significativamente la cantidad de compuesto fenólico intacto que ingiere una persona [132]. Sin embargo, lejos de considerarse una limitación, la metabolización de los compuestos fenólicos por la microbiota intestinal se considera un mecanismo mediante el cual estos componentes de los alimentos afectan de forma positiva a la microbiota intestinal. De hecho, tanto es así que incluso se les ha atribuido efectos «de tipo prebiótico» a los compuestos fenólicos [133]. Efectivamente, se ha descrito que los compuestos fenólicos son capaces de unirse a las membranas celulares de las bacterias intestinales, alterando su funcionalidad y regulando así su crecimiento. Ello favorece el crecimiento de bacterias beneficiosas, como las pertenecientes a las especies *Bacteroides*, *Bifidobacterium* y *Lactobacillus*, mientras que limita el crecimiento de bacterias potencialmente patógenas [133]. De hecho, estos efectos producidos por los compuestos fenólicos sobre la microbiota intestinal han sido observados en personas a las que se les proporcionó alimentos ricos en estos compuestos, como son el cacao, las nueces, frutas de tipo baya, uvas e incluso vino [134]. Estos resultados son de gran interés puesto que demuestran que una dieta que incluye alimentos ricos en compuestos fenólicos induce beneficios sobre la microbiota intestinal. O, dicho de otra forma, que se podrían obtener estos beneficios sin tener que recurrir necesariamente a suplementos.

Pero hay más. Y es que, se ha sugerido que los efectos producidos por los compuestos fenólicos a nivel de microbiota intestinal se traducen en una menor producción de mediadores pro-inflamatorios, debido a que generan una composición microbiana más adecuada. Ello, a su vez, ayudaría a mejorar la función de barrera intestinal. Del mismo modo, se ha propuesto que los compuestos fenólicos podrían aumentar la producción de AGCC con efecto anti-inflamatorio, tales como el acetato, propionato y butirato. A pesar de que el mecanismo no se conoce completamente, se cree que el aumento que producen los compuestos fenólicos en la abundancia de bacterias anaeróbicas (como *Lactobacillus*, *Lachnospiraceae* y *Ruminococcaceae*) hace que la producción de estos metabolitos sea mayor [133]. Todos estos efectos de «tipo prebiótico» de los compuestos fenólicos dan lugar a una composición de la microbiota más saludable, un estado anti-inflamatorio en el intestino y el mantenimiento de la función de barrera intestinal (evitando el paso de mediadores pro-inflamatorios al torrente sanguíneo).

Por otro lado, también se ha observado que la interacción microbiota intestinal-compuestos fenólicos es bidireccional. En este caso, y como se ha mencionado anteriormente, la microbiota intestinal produce metabolitos a partir de los compuestos fenólicos, los cuales son bioactivos y pueden ser fácilmente absorbidos, ejerciendo efectos beneficiosos en diferentes órganos y tejidos [135]. De hecho, diferentes estudios han demostrado que los metabolitos de compuestos fenólicos tales como el resveratrol y el pterostilbeno son bioactivos, por lo que podrían ser responsables (al menos en parte) de los efectos beneficiosos atribuidos a la ingesta de dichos compuestos fenólicos [136,137]. Es preciso indicar que la capacidad de un individuo para producir ciertos metabolitos es variable, y que ello depende de la composición de su microbiota intestinal, la cual a su vez estará influenciada por factores como su dieta o estilo de vida. Así, se ha propuesto que esta variabilidad podría explicar por qué ciertas personas responden mejor o peor a tratamientos con compuesto fenólicos [135]. En cualquier caso, y a la vista de la aparente relación que existe entre los compuestos fenólicos y la microbiota intestinal, incluir alimentos que sean fuente de estos componentes en la dieta puede ser una manera de ayudar a cuidar la microbiota intestinal.

9

Sobrecrecimiento bacteriano

En apartados anteriores, se ha definido qué es la microbiota intestinal, así como la importancia de su composición en el mantenimiento de la salud de la persona. La composición de la microbiota intestinal no es homogénea a lo largo del aparato digestivo en un mismo individuo. De hecho, la distribución de las bacterias, tanto a nivel cualitativo (tipo de bacterias) como cuantitativo (abundancia de cada tipo de bacteria) varía a lo largo del intestino delgado y grueso. Ciertos cambios en esta distribución pueden tener consecuencias graves para la persona, como puede ser el desarrollo de sobrecrecimiento bacteriano [138].

El **sobrecrecimiento bacteriano o SIBO** (de las siglas en inglés *small intestinal bacterial overgrowth*), hace referencia a una situación patológica que se desarrolla por un aumento del número de bacterias y/o de un tipo de bacteria concreto en el intestino delgado [138] (**Figura 11**). El intestino delgado está formado por tres tramos: el duodeno (parte más próxima al estómago), yeyuno e íleon (parte final que conecta con el intestino grueso). En individuos sanos, el duodeno y yeyuno apenas presentan bacterias. De hecho, existen diferentes mecanismos que previenen el establecimiento de bacterias en estas partes del intestino delgado. Por ejemplo, la musculatura que rodea la parte inicial del intestino es capaz de contraerse y dilatarse, generando los denominados «movimientos peristálticos» [138]. Estos movimientos permiten desplazar hacia delante los microorganismos que haya en esa zona, que en muchas ocasiones provienen de los alimentos ingeridos. Otro de los mecanismos preventivos es la producción de ácidos en el estómago que destruyen los microorganismos antes de que lleguen al intestino [138]. El desarrollo de SIBO puede deberse a la alteración de alguno de estos mecanismos. Sin embargo, otras alteraciones, como la pérdida de una barrera intestinal funcional (derivada de la disbiosis), pueden derivar también en el desarrollo de SIBO [139].

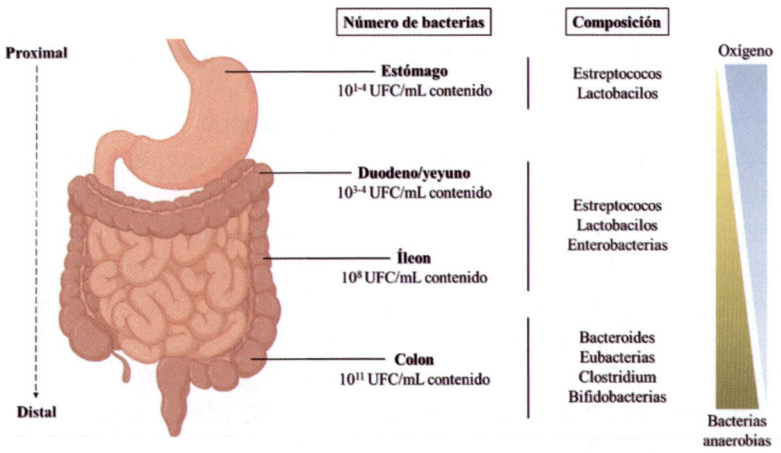

Figura 11

Imagen modificada de Rodriguez *et al.* [140] mostrando la composición y número de bacterias en humanos sanos en el estómago, intestino delgado e intestino grueso. mL: mililitro, UFC: unidades formadoras de colonias

Independientemente de la causa, la consecuencia es que, tras la ingesta de carbohidratos y su fermentación por parte de la microbiota, la producción de gases es mucho mayor, generando problemas gastrointestinales inespecíficos como dolor abdominal, gases o diarrea [139]. Es importante destacar que la sintomatología puede empeorar a lo largo del día por acumulación de gases [141]. Además, el desequilibrio en la composición de la microbiota intestinal puede causar malabsorción de nutrientes, por lo que los pacientes con SIBO podrían desarrollar deficiencias nutricionales como anemias [139]. Por ejemplo, se ha observado que algunas bacterias compiten con factores endógenos por la unión a vitaminas como la B12, pudiendo disminuir su absorción y, por tanto, provocando una deficiencia nutricional [142]. Entre las bacterias más comunes en pacientes con SIBO, se encuentran aquellas pertenecientes a las cepas *Streptococcus*, *Staphylococcus*, *Bacteroides* y *Lactobacillus* [139].

Existen tres **tipos de SIBO**: dominante de hidrógeno, dominante de metano y mixto (se detectan niveles elevados de ambos gases) [143]. La mayor parte de los casos se identifican como dominantes en la producción de hidrógeno, y se relacionan con síntomas de diarrea y una mayor abundancia de bacterias de la familia *Enterobacteriaceae* [143]. Sin embargo, se ha observado que un 30 % de los individuos diagnosticados con SIBO, presentan una mayor abundancia de bacterias productoras de metano [143]. En estos casos, la sintomatología dominante es el estreñimiento y la bacteria más abundante es *Methanobrevibacter smithii*, que transforma el hidrógeno generado por otras bacterias en metano.

Dado que la sintomatología del SIBO no es específica y puede confundirse con otras patologías, como alguna intolerancia alimentaria, es necesario realizar un correcto diagnóstico. La prueba médica de mayor fiabilidad para el **diagnóstico** de SIBO es la extracción de líquido o contenido del yeyuno (prueba conocida como aspirado de yeyuno). Si en esta prueba se observa una cantidad de bacterias por encima de un valor establecido (10^5 unidades formadoras de colonias o UFC por mL), se diagnostica al paciente con SIBO [138]. Sin embargo, esta prueba no representa correctamente la composición bacteriana, tiene un alto coste y su realización no es habitual en la práctica clínica [144].

Por ello, existen alternativas como los test de aliento, que son más baratos y no invasivos. En este sentido, el más específico es la prueba de hidrógeno en el aliento [138]. Sin embargo, los resultados no son lo suficientemente precisos como para utilizarlos a la hora de elaborar un diagnóstico, y sólo deben utilizarse en ocasiones en las que haya distintos factores que predisponen al paciente a tener SIBO [144]. A la hora de realizar este tipo de test, se recomienda la determinación de hidrógeno y metano, empleando glucosa como sustrato [144].

A pesar de que no existe un dato de **prevalencia** de SIBO a nivel de población, se estima que está presente en hasta el 20 % de los individuos sanos [145]. Pero, ¿cuáles son los factores de riesgo que predisponen a sufrir SIBO? Por un lado, los pacientes con enteropatía diabética o diverticulitis (explicado en el apartado 7 de esta Guía Práctica), presentan problemas en la motilidad (capacidad de movimiento) del intestino, contribuyendo al sobrecrecimiento de bacterias en zonas en las que no tendría que haber [145]. Por otro lado, la presencia de otras condiciones digestivas, puede influir en el desarrollo del SIBO. Por ejemplo, se ha visto que muchos pacientes con SII también presentan SIBO. El punto común entre ambas enfermedades es que las dos estimulan el sistema inmune, aumentando la producción de mediadores pro-inflamatorios [139]. Otras enfermedades relacionadas con el SIBO son el hígado graso no-alcohólico, la cirrosis o la obesidad, entre otras [139].

En cuanto al **tratamiento** del SIBO, este puede dividirse en terapias convencionales y alternativas. La terapia convencional está basada en la administración de antibióticos (para reducir el número de bacterias) [145]. A pesar de que los antibióticos son una terapia efectiva, pueden resultar problemáticos por la posibilidad de desarrollar resistencia a antibióticos o infecciones, además de haber pacientes que no responden a este tipo de terapias [145,146]. Por ello, recientemente se han propuesto terapias alternativas, entre las que podemos encontrar la administración de probióticos. A pesar de que pueda parecer contradictorio, ya que las personas con SIBO presentan sobrecrecimiento bacteriano, y los probióticos son bacterias, se ha visto que la administración de ciertos probióticos puede resultar beneficiosa [145]. Sin embargo, se necesitan más estudios para concretar qué bacterias son aquellas que pueden resultar útiles para el tratamiento del SIBO.

Otra de las estrategias es la realización de un cambio en la alimentación, ya que se ha visto que puede reducir la hinchazón abdominal, los gases y el dolor abdominal en personas con SIBO [145]. En este sentido, las dietas bajas en FODMAPs han demostrado ser efectivas, ya que excluyen aquellos azúcares que son fermentados por las bacterias y que causan la sintomatología. En cuanto a otros patrones alimentarios que se han asociado con una mejora de los síntomas, destacan las dietas veganas y vegetarianas, que promueven la producción de AGCC, e inhiben el crecimiento de bacterias invasoras [145].

10

Bibliografía

[1]   Grupo Español de Trabajo en Enfermedad de Crohn y Colitis Ulcerosa (GETECCU). Una de cada 100 personas podría llegar a padecer Enfermedad Inflamatoria Intestinal en los próximos 5 años. Disponible en:https://www.somospacientes.com/noticias/al-dia/de-interes/una-de-cada-100-personas-podria-llegar-a-padecer-enfermedad-inflamatoria-intestinal-en-los-proximos-5-anos/.

[2]   Zhang Y, Li Y. Inflammatory bowel disease: pathogenesis. *World J Gastroenterol.* 2014;20(1):91-99. DOI:10.3748/wjg.v20.i1.91.

[3]   Veauthier B, Hornecker JR. Crohn's Disease: Diagnosis and Management. *American Family Physician.* 2018;98(11):661-669.

[4]   Ballester Ferre MP, Bosca-Watts MM, Minguez Perez M. Crohn's disease. *Med Clin (Barc).* 2018;151(1):26-33. DOI:10.1016/j.medcli.2017.10.036.

[5]   Le Berre C, Honap S, Peyrin-Biroulet L. Ulcerative colitis. *Lancet.* 2023;402(10401):571-584. DOI:10.1016/S0140-6736(23)00966-2.

[6]   Clínica Universidad de Navarra. Enfermedad de Crohn. Disponible en:https://www.cun.es/enfermedades-tratamientos/enfermedades/enfermedad-crohn.

[7]   Li L, Cheng R, Wu Y, Lin H, Gan H, Zhang H. Diagnosis and management of inflammatory bowel disease. *J Evid Based Med.* 2024;17(2):409-433. DOI:10.1111/jebm.12626.

[8]   Turpin W, Lee S, Croitoru K. Gut Microbiome Signature in Predi-
        sease Phase of Inflammatory Bowel Disease: Prediction to Patho-
        genesis to Prevention. *Gastroenterology.* 2025;168(5):902-913.
        DOI:10.1053/j.gastro.2025.01.004.

[9]   Agrawal M, Jess T. Implications of the changing epidemiology
        of inflammatory bowel disease in a changing world. *United Eu-
        ropean Gastroenterol J.* 2022;10(10):1113-1120. DOI:10.1002/
        ueg2.12317.

[10]   Bueno-Hernandez N, Yamamoto-Furusho JK, Mendoza-Marti-
        nez VM. Nutrition in Inflammatory Bowel Disease: Strategies to
        Improve Prognosis and New Therapeutic Approaches. *Disea-
        ses.* 2025;13(5):139. DOI:10.3390/diseases13050139.

[11]   Lochs H. Basics in Clinical Nutrition: Nutritional support in inflam-
        matory bowel disease. *e-SPEN, the European e-Journal of Clini-
        cal Nutrition and Metabolism.* 2010;5:e100–e103. DOI:10.1016/j.
        eclnm.2009.06.009.

[12]   Crohn's and Colitis Foundation. Malnutrition and IBD. Disponi-
        ble en:https://www.crohnscolitisfoundation.org/patientsandcare-
        givers/diet-and-nutrition/malnutrition-and-ibd.

[13]   Kamel AY, Johnson ZD, Hernandez I, Nguyen C, Rolfe M, Jo-
        seph T, *et al.* Micronutrient deficiencies in inflammatory bowel
        disease: an incidence analysis. *Eur J Gastroenterol Hepatol.*
        2024;36(10):1186-1192. DOI:10.1097/MEG.0000000000002821.

[14]   Cabré E. Mitos, leyendas y verdades sobre las recomendacio-
        nes dietéticas en la enfermedad inflamatoria intestinal. *Enferme-
        dad Inflamatoria Intestinal al Día.* 2016;15(2):65-71. DOI:10.1016/j.
        eii.2016.03.001.

[15]   Pithadia AB, Jain S. Treatment of inflammatory bowel disease
        (IBD). *Pharmacol Rep.* 2011;63(3):629-642. DOI:10.1016/s1734-
        1140(11)70575-8.

[16]   M'Koma AE. Inflammatory Bowel Disease: Clinical Diagno-
        sis and Surgical Treatment-Overview. *Medicina (Kaunas).*
        2022;58(5):567. DOI:10.3390/medicina58050567.

[17]   Swinson CM, Perry J, Lumb M, Levi AJ. Role of sulphasala-
        zine in the aetiology of folate deficiency in ulcerative colitis. *Gut.*
        1981;22(6):456-461. DOI:10.1136/gut.22.6.456.

[18]   Abraham BP, Prasad P, Malaty HM. Vitamin D deficiency
        and corticosteroid use are risk factors for low bone mineral

density in inflammatory bowel disease patients. *Dig Dis Sci.* 2014;59(8):1878-1884. DOI:10.1007/s10620-014-3102-x.

[19]   Park YE, Park SJ, Park JJ, Cheon JH, Kim T, Kim WH. Incidence and risk factors of micronutrient deficiency in patients with IBD and intestinal Behcet's disease: folate, vitamin B12, 25-OH-vitamin D, and ferritin. *BMC Gastroenterol.* 2021;21(1):32-8. DOI:10.1186/s12876-021-01609-8.

[20]   Brownson E, Saunders J, Jatkowska A, White B, Gerasimidis K, Seenan JP, *et al.* Micronutrient Status and Prediction of Disease Outcome in Adults With Inflammatory Bowel Disease Receiving Biologic Therapy. *Inflamm Bowel Dis.* 2024;30(8):1233-1240. DOI:10.1093/ibd/izad174.

[21]   Hashash JG, Elkins J, Lewis JD, Binion DG. AGA Clinical Practice Update on Diet and Nutritional Therapies in Patients With Inflammatory Bowel Disease: Expert Review. *Gastroenterology.* 2024;166(3):521-532. DOI:10.1053/j.gastro.2023.11.303.

[22]   Sociedad Española de Endocrinología y Nutrición. Tratamiento médico nutricional en el paciente con enfermedad inflamatoria intestinal. Disponible en:https://www.seen.es/documentos/ver-Documento/manual-tratamiento-nutricional-paciente-eii.

[23]   Crohn's and Colitis Foundation. ¿Qué debo comer? Disponible en:https://www.crohnscolitisfoundation.org/es/que-debo-comer.

[24]   Miele E, Shamir R, Aloi M, Assa A, Braegger C, Bronsky J, *et al.* Nutrition in Pediatric Inflammatory Bowel Disease: A Position Paper on Behalf of the Porto Inflammatory Bowel Disease Group of the European Society of Pediatric Gastroenterology, Hepatology and Nutrition. *J Pediatr Gastroenterol Nutr.* 2018;66(4):687-708. DOI:10.1097/MPG.0000000000001896.

[25]   Taha Bin &, Arif , Syed Hasham &, Ali, Mahnoor &, Sadiq , *et al.* S753 Meta-Analysis of Global Prevalence and Gender Distribution of Irritable Bowel Syndrome (IBS) Using Rome III and IV Criteria. *The American Journal of Gastroenterology.* 2024;119(10S):S517. DOI:10.14309/01.ajg.0001032380.70787.14.

[26]   Su T, Liu R, Lee A, Long Y, Du L, Lai S, *et al.* Altered Intestinal Microbiota with Increased Abundance of Prevotella Is Associated with High Risk of Diarrhea-Predominant Irritable Bowel Syndrome. *Gastroenterol Res Pract.* 2018;2018:6961783. DOI:10.1155/2018/6961783.

[27]   Ju X, Jiang Z, Ma J, Yang D. Changes in Fecal Short-Chain Fatty Acids in IBS Patients and Effects of Different Interventions: A Systematic Review and Meta-Analysis. *Nutrients.* 2024;16(11):1727. DOI:10.3390/nu16111727.

[28]   Mearin F, Lacy BE, Chang L, Chey WD, Lembo AJ, Simren M, *et al.* Bowel Disorders. *Gastroenterology.* 2016 DOI:10.1053/j. gastro.2016.02.031.

[29]   Khalighi Sikaroudi M, Soltani S, Ghoreishy SM, Ebrahimi Z, Shidfar F, Dehnad A. Effects of a low FODMAP diet on the symptom management of patients with irritable bowel syndrome: a systematic umbrella review with the meta-analysis of clinical trials. *Food Funct.* 2024;15(10):5195-5208. DOI:10.1039/ d3fo03717g.

[30]   Zugasti Murillo A, Estremera Arevalo F, Petrina Jauregui E. Diet low in fermentable oligosaccharides, disaccharides, monosaccharides and polyols (FODMAPs) in the treatment of irritable bowel syndrome: indications and design. *Endocrinol Nutr.* 2016;63(3):132-138. DOI:10.1016/j.endonu.2015.10.009.

[31]   Wu Y, Li Y, Zheng Q, Li L. The Efficacy of Probiotics, Prebiotics, Synbiotics, and Fecal Microbiota Transplantation in Irritable Bowel Syndrome: A Systematic Review and Network Meta-Analysis. *Nutrients.* 2024;16(13):2114. DOI:10.3390/nu16132114.

[32]   Kwon H, Nam EH, Kim H, Jo H, Bang WY, Lee M, *et al.* Effect of Lacticaseibacillus rhamnosus IDCC 3201 on irritable bowel syndrome with constipation: a randomized, double-blind, and placebo-controlled trial. *Sci Rep.* 2024;14(1):22384-x. DOI:10.1038/s41598-024-72887-x.

[33]   Wei J, Zhang P, Yang Z, Liu L, Lian T, Isomoto H, *et al.* Colonoscopic administration of probiotics to treat irritable bowel syndrome with predominant diarrhea: a randomized placebo-controlled clinical trial. *Surg Endosc.* 2025;39(3):1893-1901. DOI:10.1007/ s00464-025-11542-6.

[34]   Konig J, Roca Rubio MF, Forsgard RA, Rode J, Axelsson J, Grompone G, *et al.* The effects of a 6-week intervention with Limosilactobacillus reuteri ATCC PTA 6475 alone and in combination with L. reuteri DSM 17938 on gut barrier function, immune markers, and symptoms in patients with IBS-D-An exploratory RCT. *PLoS One.* 2024;19(11):e0312464. DOI:10.1371/journal.pone.0312464.

[35] Trifan A, Burta O, Tiuca N, Petrisor DC, Lenghel A, Santos J. Efficacy and safety of Gelsectan for diarrhoea-predominant irritable bowel syndrome: A randomised, crossover clinical trial. *United European Gastroenterol J.* 2019;7(8):1093-1101. DOI:10.1177/2050640619862721.

[36] Bellini M, Berti G, Bonfrate L, Ciranni F, Di Ciaula A, Di Ruscio M, *et al.* Use of GELSECTAN((R)) in Patients with Irritable Bowel Syndrome (IBS): an Italian Experience. *Patient Prefer Adherence.* 2021;15:1763-1774. DOI:10.2147/PPA.S318859.

[37] Singh P, Arora A, Strand TA, Leffler DA, Catassi C, Green PH, *et al.* Global Prevalence of Celiac Disease: Systematic Review and Meta-analysis. *Clin Gastroenterol Hepatol.* 2018;16(6):823-836.e2. DOI:10.1016/j.cgh.2017.06.037.

[38] Sociedad Española de Gastroenterología, Hepatología y Nutrición Pediátrica. Nuevas guías para el diagnóstico de Enfermedad Celiaca en la población pediátrica. Disponible en:https://www.seghnp.org/sites/default/files/2020-06/Resumen %20 Guia %20Dx %20EC %20ESPGHAN %202020.pdf.

[39] Federación de Asociaciones de Celíacos en España. Clasificación de los alimentos. Disponible en:https://celiacos.org/tratamiento/clasificacion-de-los-alimentos/.

[40] Tuck CJ, Biesiekierski JR, Schmid-Grendelmeier P, Pohl D. Food Intolerances. *Nutrients.* 2019;11(7):1684. DOI:10.3390/nu11071684.

[41] Agencia Española de Seguridad Alimentaria y Nutrición (AESAN). Alergias e Intolerancias alimentarias. Disponible en:https://www.aesan.gob.es/AECOSAN/web/para_el_consumidor/ampliacion/alergias.htm.

[42] Jiménez-Contreras S. Intolerancias alimentarias y diarrea funcional. *RAPD.* 2018;41(3):127-132.

[43] Anguita-Ruiz A, Aguilera CM, Gil A. Genetics of Lactose Intolerance: An Updated Review and Online Interactive World Maps of Phenotype and Genotype Frequencies. *Nutrients.* 2020;12(9):2689. DOI:10.3390/nu12092689.

[44] Catanzaro R, Sciuto M, Marotta F. Lactose intolerance: An update on its pathogenesis, diagnosis, and treatment. *Nutr Res.* 2021;89:23-34. DOI:10.1016/j.nutres.2021.02.003.

[45]   Toca MDC, Fernandez A, Orsi M, Tabacco O, Vinderola G. Lactose intolerance: myths and facts. An update. *Arch Argent Pediatr.* 2022;120(1):59-66. DOI:10.5546/aap.2022.eng.59.

[46]   Dominici S, Marescotti F, Sanmartin C, Macaluso M, Taglieri I, Venturi F, *et al.* Lactose: Characteristics, Food and Drug-Related Applications, and Its Possible Substitutions in Meeting the Needs of People with Lactose Intolerance. *Foods.* 2022;11(10):1486. DOI:10.3390/foods11101486.

[47]   Lactorelance. Contenido en lactosa de los productos lácteos. Disponible en:https://www.lactolerance.fr/blog/es/contenido-en-leche-de-los-productos-lacteos/?srsltid=AfmBOorvEsV2BEbr-Ch17dO-7K2wOwjpaiFRO5TZWhyIE6cNuyEDsivJ.

[48]   McCain HR, Kaliappan S, Drake MA. Invited review: Sugar reduction in dairy products. *J Dairy Sci.* 2018;101(10):8619-8640. DOI:10.3168/jds.2017-14347.

[49]   Cano-Contreras AD, Minero Alfaro IJ, Medina Lopez VM, Amieva Balmori M, Remes Troche JM, Espadaler Mazo J, *et al.* Efficacy of i3.1 Probiotic on Improvement of Lactose Intolerance Symptoms: A Randomized, Placebo-controlled Clinical Trial. *J Clin Gastroenterol.* 2022;56(2):141-147. DOI:10.1097/MCG.0000000000001456.

[50]   Fedewa A, Rao SSC. Dietary fructose intolerance, fructan intolerance and FODMAPs. *Curr Gastroenterol Rep.* 2014;16(1):370-0. DOI:10.1007/s11894-013-0370-0.

[51]   Singh SK, Sarma MS. Hereditary fructose intolerance: A comprehensive review. *World J Clin Pediatr.* 2022;11(4):321-329. DOI:10.5409/wjcp.v11.i4.321.

[52]   Montalto M, Gallo A, Ojetti V, Gasbarrini A. Fructose, trehalose and sorbitol malabsorption. *Eur Rev Med Pharmacol Sci.* 2013;17 Suppl 2:26-29.

[53]   Raithel M, Weidenhiller M, Hagel AF, Hetterich U, Neurath MF, Konturek PC. The malabsorption of commonly occurring mono and disaccharides: levels of investigation and differential diagnoses. *Dtsch Arztebl Int.* 2013;110(46):775-782. DOI:10.3238/arztebl.2013.0775.

[54]   University of Virginia. Health System. Low Fructose Diet. Disponible en:https://med.virginia.edu/ginutrition/wp-content/uploads/sites/199/2023/12/Low-Fructose-2023.pdf.

[55]   Benardout M, Le Gresley A, ElShaer A, Wren SP. Fructose malabsorption: causes, diagnosis and treatment. *Br J Nutr.* 2022;127(4):481-489. DOI:10.1017/S0007114521001215.

[56]   Fundación Española del Aparato Digestivo (FEAD). Manejo nutricional en intolerancia a la fructosa. Disponible en:https://www.saludigestivo.es/mes-saludigestivo/intolerancia-la-fructosa/intolerancia-la-fructosa-profundizacion/#manejo-nutricional.

[57]   Barrett JS. How to institute the low-FODMAP diet. *J Gastroenterol Hepatol.* 2017;32 Suppl 1:8-10. DOI:10.1111/jgh.13686.

[58]   Fernandez-Banares F. Carbohydrate Maldigestion and Intolerance. *Nutrients.* 2022;14(9):1923. DOI:10.3390/nu14091923.

[59]   Open Food Facts. Disponible en:https://es.openfoodfacts.org/.

[60]   Awuchi Chinaza Godswill. Sugar alcohols: chemistry, production, health concerns and nutritional importance of mannitol, sorbitol, xylitol, and erythritol. *International Journal of Advanced Academic Research.* 2017;3(2):31-66.

[61]   Mickenautsch S, Leal SC, Yengopal V, Bezerra AC, Cruvinel V. Sugar-free chewing gum and dental caries: a systematic review. *J Appl Oral Sci.* 2007;15(2):83-88. DOI:10.1590/s1678-77572007000200002.

[62]   Hyams &, Jeffrey S. Sorbitol Intolerance: An Unappreciated Cause of Functional Gastrointestinal Complaints. *Gastroenterology.* 1983;84(1):30-33. DOI:10.1016/S0016-5085(83)80163-2.

[63]   Liauw S, Saibil F. Sorbitol: Often forgotten cause of osmotic diarrhea. *Can Fam Physician.* 2019;65(8):557-558.

[64]   Piccin A, Gulotta M, di Bella S, Martingano P, Croce LS, Giuffre M. Diverticular Disease and Rifaximin: An Evidence-Based Review. *Antibiotics (Basel).* 2023;12(3):443. DOI:10.3390/antibiotics12030443.

[65]   Munie ST, Nalamati SPM. Epidemiology and Pathophysiology of Diverticular Disease. *Clin Colon Rectal Surg.* 2018;31(4):209-213. DOI:10.1055/s-0037-1607464.

[66]   Maguire LH, Song M, Strate LE, Giovannucci EL, Chan AT. Higher serum levels of vitamin D are associated with a reduced risk of diverticulitis. *Clin Gastroenterol Hepatol.* 2013;11(12):1631-1635. DOI:10.1016/j.cgh.2013.07.035.

[67]   European Food Safety Authority (EFSA). Scientific Opinion on Dietary Reference Values for carbohydrates and dietary fibre. 2010;8(3):1462. DOI:10.2903/j.efsa.2010.1462.

[68] Asociación Española de Pediatría. Diarrea aguda. Disponible en:https://www.aeped.es/sites/default/files/documentos/09_diarrea_aguda.pdf.

[69] National Library of Medicine. Chronic Diarrhea. Disponible en:https://www.ncbi.nlm.nih.gov/books/NBK544337/.

[70] Departamento de Salud del Gobierno Vasco. Recomendaciones útiles para la diarrea. Disponible en:https://www.osakidetza.euskadi.eus/recomendaciones-utiles-para-tratar-la-diarrea-en-adultos/webosk00-oesenfc/es/.

[71] Organización Mundial de Gastroenterología. Estreñimiento: una perspectiva mundial. Disponible en:https://www.worldgastroenterology.org/UserFiles/file/guidelines/constipation-spanish-2010.pdf.

[72] Agencia Española de Seguridad Alimentaria y Nutrición (AESAN). Recomendaciones dietéticas sostenibles y de actividad física. Disponible en:https://www.aesan.gob.es/AECOSAN/docs/documentos/nutricion/RECOMENDACIONES_DIETETICAS.pdf.

[73] Flint HJ. The impact of nutrition on the human microbiome. *Nutr Rev.* 2012;70 Suppl 1:10. DOI:10.1111/j.1753-4887.2012.00499.x.

[74] Etxeberria U, Fernandez-Quintela A, Milagro FI, Aguirre L, Martinez JA, Portillo MP. Impact of polyphenols and polyphenol-rich dietary sources on gut microbiota composition. *J Agric Food Chem.* 2013;61(40):9517-9533. DOI:10.1021/jf402506c.

[75] O'Hara AM, Shanahan F. The gut flora as a forgotten organ. *EMBO Rep.* 2006;7(7):688-693. DOI:10.1038/sj.embor.7400731.

[76] Costa M, Weese JS. Methods and basic concepts for microbiota assessment. *Vet J.* 2019;249:10-15. DOI:10.1016/j.tvjl.2019.05.005.

[77] Rinninella E, Cintoni M, Raoul P, Lopetuso LR, Scaldaferri F, Pulcini G, et al. Food Components and Dietary Habits: Keys for a Healthy Gut Microbiota Composition. *Nutrients.* 2019;11(10):2393. DOI:10.3390/nu11102393.

[78] Zheng D, Liwinski T, Elinav E. Interaction between microbiota and immunity in health and disease. *Cell Res.* 2020;30(6):492-506. DOI:10.1038/s41422-020-0332-7.

[79] Belkaid Y, Hand TW. Role of the microbiota in immunity and inflammation. *Cell.* 2014;157(1):121-141. DOI:10.1016/j.cell.2014.03.011.

[80] Hooper LV, Wong MH, Thelin A, Hansson L, Falk PG, Gordon JI. Molecular analysis of commensal host-microbial relationships in the intestine. *Science.* 2001;291(5505):881-884. DOI:10.1126/science.291.5505.881.

[81] Peluzio, Maria do Carmo Gouveia, Martinez JA, Milagro FI. Postbiotics: Metabolites and mechanisms involved in microbiota-host interactions. *Trends Food Sci Technol.* 2021;108:11-26. DOI:10.1016/j.tifs.2020.12.004.

[82] Brestoff JR, Artis D. Commensal bacteria at the interface of host metabolism and the immune system. *Nat Immunol.* 2013;14(7):676-684. DOI:10.1038/ni.2640.

[83] Khosravi A, Mazmanian SK. Disruption of the gut microbiome as a risk factor for microbial infections. *Curr Opin Microbiol.* 2013;16(2):221-227. DOI:10.1016/j.mib.2013.03.009.

[84] Deleu S, Machiels K, Raes J, Verbeke K, Vermeire S. Short chain fatty acids and its producing organisms: An overlooked therapy for IBD? *EBioMedicine.* 2021;66:103293. DOI:10.1016/j.ebiom.2021.103293.

[85] Nogal A, Valdes AM, Menni C. The role of short-chain fatty acids in the interplay between gut microbiota and diet in cardiometabolic health. *Gut Microbes.* 2021;13(1):1-24. DOI:10.1080/19490976.2021.1897212.

[86] Manor O, Dai CL, Kornilov SA, Smith B, Price ND, Lovejoy JC, et al. Health and disease markers correlate with gut microbiome composition across thousands of people. *Nat Commun.* 2020;11(1):5206-1. DOI:10.1038/s41467-020-18871-1.

[87] Tsukumo DM, Carvalho BM, Carvalho Filho MA, Saad MJA. Translational research into gut microbiota: new horizons on obesity treatment: updated 2014. *Arch Endocrinol Metab.* 2015;59(2):154-160. DOI:10.1590/2359-3997000000029.

[88] de Cuevillas B, Milagro FI, Tur JA, Gil-Campos M, de Miguel-Etayo P, Martinez JA, et al. Fecal microbiota relationships with childhood obesity: A scoping comprehensive review. *Obes Rev.* 2022;23 Suppl 1:e13394. DOI:10.1111/obr.13394.

[89] Li W, Stirling K, Yang J, Zhang L. Gut microbiota and diabetes: From correlation to causality and mechanism. *World J Diabetes.* 2020;11(7):293-308. DOI:10.4239/wjd.v11.i7.293.

[90] Albhaisi SAM, Bajaj JS. The Influence of the Microbiome on NA-FLD and NASH. *Clin Liver Dis (Hoboken).* 2021;17(1):15-18. DOI:10.1002/cld.1010.

[91] Akobeng AK, Singh P, Kumar M, Al Khodor S. Role of the gut microbiota in the pathogenesis of coeliac disease and potential therapeutic implications. *Eur J Nutr.* 2020;59(8):3369-3390. DOI:10.1007/s00394-020-02324-y.

[92] Dahal RH, Kim S, Kim YK, Kim ES, Kim J. Insight into gut dysbiosis of patients with inflammatory bowel disease and ischemic colitis. *Front Microbiol.* 2023;14:1174832. DOI:10.3389/fmicb.2023.1174832.

[93] Napolitano M, Fasulo E, Ungaro F, Massimino L, Sinagra E, Danese S, *et al.* Gut Dysbiosis in Irritable Bowel Syndrome: A Narrative Review on Correlation with Disease Subtypes and Novel Therapeutic Implications. *Microorganisms.* 2023;11(10):2369. DOI:10.3390/microorganisms11102369.

[94] Fouhy F, Watkins C, Hill CJ, O'Shea C, Nagle B, Dempsey EM, *et al.* Perinatal factors affect the gut microbiota up to four years after birth. *Nat Commun.* 2019;10(1):1517-4. DOI:10.1038/s41467-019-09252-4.

[95] Reyman M, van Houten MA, van Baarle D, Bosch, Astrid A T M, Man WH, Chu, Mei Ling J N, *et al.* Impact of delivery mode-associated gut microbiota dynamics on health in the first year of life. *Nat Commun.* 2019;10(1):4997-7. DOI:10.1038/s41467-019-13014-7.

[96] Donati Zeppa S, Agostini D, Ferrini F, Gervasi M, Barbieri E, Bartolacci A, *et al.* Interventions on Gut Microbiota for Healthy Aging. *Cells.* 2022;12(1):34. DOI:10.3390/cells12010034.

[97] Thevaranjan N, Puchta A, Schulz C, Naidoo A, Szamosi JC, Verschoor CP, *et al.* Age-Associated Microbial Dysbiosis Promotes Intestinal Permeability, Systemic Inflammation, and Macrophage Dysfunction. *Cell Host Microbe.* 2017;21(4):455-466. e4. DOI:10.1016/j.chom.2017.03.002.

[98] David LA, Maurice CF, Carmody RN, Gootenberg DB, Button JE, Wolfe BE, *et al.* Diet rapidly and reproducibly alters the human gut microbiome. *Nature.* 2014;505(7484):559-563. DOI:10.1038/nature12820.

[99] Agus A, Denizot J, Thevenot J, Martinez-Medina M, Massier S, Sauvanet P, *et al.* Western diet induces a shift in mi-

crobiota composition enhancing susceptibility to Adherent-Invasive E. coli infection and intestinal inflammation. *Sci Rep.* 2016;6:19032. DOI:10.1038/srep19032.

[100] Satokari R. High Intake of Sugar and the Balance between Pro- and Anti-Inflammatory Gut Bacteria. *Nutrients.* 2020;12(5):1348. DOI:10.3390/nu12051348.

[101] Yang Q, Liang Q, Balakrishnan B, Belobrajdic DP, Feng Q, Zhang W. Role of Dietary Nutrients in the Modulation of Gut Microbiota: A Narrative Review. *Nutrients.* 2020;12(2):381. DOI:10.3390/nu12020381.

[102] Wu S, Bhat ZF, Gounder RS, Mohamed Ahmed IA, Al-Juhaimi FY, Ding Y, *et al.* Effect of Dietary Protein and Processing on Gut Microbiota-A Systematic Review. *Nutrients.* 2022;14(3):453. DOI:10.3390/nu14030453.

[103] Machate DJ, Figueiredo PS, Marcelino G, Guimaraes, Rita de Cassia Avellaneda, Hiane PA, Bogo D, *et al.* Fatty Acid Diets: Regulation of Gut Microbiota Composition and Obesity and Its Related Metabolic Dysbiosis. *Int J Mol Sci.* 2020;21(11):4093. DOI:10.3390/ijms21114093.

[104] Pu S, Khazanehei H, Jones PJ, Khafipour E. Interactions between Obesity Status and Dietary Intake of Monounsaturated and Polyunsaturated Oils on Human Gut Microbiome Profiles in the Canola Oil Multicenter Intervention Trial (COMIT). *Front Microbiol.* 2016;7:1612. DOI:10.3389/fmicb.2016.01612.

[105] Campaniello D, Corbo MR, Sinigaglia M, Speranza B, Racioppo A, Altieri C, *et al.* How Diet and Physical Activity Modulate Gut Microbiota: Evidence, and Perspectives. *Nutrients.* 2022;14(12):2456. DOI:10.3390/nu14122456.

[106] Rew L, Harris MD, Goldie J. The ketogenic diet: its impact on human gut microbiota and potential consequent health outcomes: a systematic literature review. *Gastroenterol Hepatol Bed Bench.* 2022;15(4):326-342. DOI:10.22037/ghfbb.v15i4.2600.

[107] Diez-Sampedro A, Olenick M, Maltseva T, Flowers M. A Gluten-Free Diet, Not an Appropriate Choice without a Medical Diagnosis. *J Nutr Metab.* 2019;2019:2438934. DOI:10.1155/2019/2438934.

[108] De Palma G, Nadal I, Collado MC, Sanz Y. Effects of a gluten-free diet on gut microbiota and immune function in healthy

adult human subjects. *Br J Nutr.* 2009;102(8):1154-1160. DOI:10.1017/S0007114509371767.

[109] Bonder MJ, Tigchelaar EF, Cai X, Trynka G, Cenit MC, Hrdlickova B, *et al.* The influence of a short-term gluten-free diet on the human gut microbiome. *Genome Med.* 2016;8(1):45-y. DOI:10.1186/s13073-016-0295-y.

[110] Catassi G, Lionetti E, Gatti S, Catassi C. The Low FODMAP Diet: Many Question Marks for a Catchy Acronym. *Nutrients.* 2017;9(3):292. DOI:10.3390/nu9030292.

[111] Hjorth MF, Blaedel T, Bendtsen LQ, Lorenzen JK, Holm JB, Kiilerich P, *et al.* Prevotella-to-Bacteroides ratio predicts body weight and fat loss success on 24-week diets varying in macronutrient composition and dietary fiber: results from a post-hoc analysis. *Int J Obes (Lond).* 2019;43(1):149-157. DOI:10.1038/s41366-018-0093-2.

[112] Tomova A, Bukovsky I, Rembert E, Yonas W, Alwarith J, Barnard ND, *et al.* The Effects of Vegetarian and Vegan Diets on Gut Microbiota. *Front Nutr.* 2019;6:47. DOI:10.3389/fnut.2019.00047.

[113] Mortas H, Bilici S, Karakan T. The circadian disruption of night work alters gut microbiota consistent with elevated risk for future metabolic and gastrointestinal pathology. *Chronobiol Int.* 2020;37(7):1067-1081. DOI:10.1080/07420528.2020.1778717.

[114] Zadori ZS, Kiraly K, Al-Khrasani M, Gyires K. Interactions between NSAIDs, opioids and the gut microbiota - Future perspectives in the management of inflammation and pain. *Pharmacol Ther.* 2023;241:108327. DOI:10.1016/j.pharmthera.2022.108327.

[115] Engen PA, Green SJ, Voigt RM, Forsyth CB, Keshavarzian A. The Gastrointestinal Microbiome: Alcohol Effects on the Composition of Intestinal Microbiota. *Alcohol Res.* 2015;37(2):223-236.

[116] Segovia-Rodriguez L, Echeverry-Alzate V, Rincon-Perez I, Calleja-Conde J, Buhler KM, Gine E, *et al.* Gut microbiota and voluntary alcohol consumption. *Transl Psychiatry.* 2022;12(1):146-2. DOI:10.1038/s41398-022-01920-2.

[117] Savin Z, Kivity S, Yonath H, Yehuda S. Smoking and the intestinal microbiome. *Arch Microbiol.* 2018;200(5):677-684. DOI:10.1007/s00203-018-1506-2.

[118] Cicchinelli S, Rosa F, Manca F, Zanza C, Ojetti V, Covino M, *et al.* The Impact of Smoking on Microbiota: A Narrative Review. *Biomedicines.* 2023;11(4):1144. DOI:10.3390/biomedicines11041144.

[119] Sapkota AR, Berger S, Vogel TM. Human pathogens abundant in the bacterial metagenome of cigarettes. *Environ Health Perspect.* 2010;118(3):351-356. DOI:10.1289/ehp.0901201.

[120] Fan J, Zhou Y, Meng R, Tang J, Zhu J, Aldrich MC, *et al.* Crosstalks between gut microbiota and tobacco smoking: a two-sample Mendelian randomization study. *BMC Med.* 2023;21(1):163-1. DOI:10.1186/s12916-023-02863-1.

[121] Wang S, Xiao Y, Tian F, Zhao J, Zhang H, Zhai Q, *et al.* Rational use of prebiotics for gut microbiota alterations: Specific bacterial phylotypes and related mechanisms. *Journal of Functional Foods.* 2020;66:103838. DOI:10.1016/j.jff.2020.103838.

[122] Bedu-Ferrari C, Biscarrat P, Langella P, Cherbuy C. Prebiotics and the Human Gut Microbiota: From Breakdown Mechanisms to the Impact on Metabolic Health. *Nutrients.* 2022;14(10):2096. DOI:10.3390/nu14102096.

[123] International Scientific Association for probiotics and prebiotics. Prebiotics. Disponible en:https://isappscience.org/for-scientists/resources/prebiotics/.

[124] Yoo S, Jung S, Kwak K, Kim J. The Role of Prebiotics in Modulating Gut Microbiota: Implications for Human Health. *Int J Mol Sci.* 2024;25(9):4834. DOI:10.3390/ijms25094834.

[125] Nataraj BH, Ali SA, Behare PV, Yadav H. Postbiotics-parabiotics: the new horizons in microbial biotherapy and functional foods. *Microb Cell Fact.* 2020;19(1):168-w. DOI:10.1186/s12934-020-01426-w.

[126] Suez J, Zmora N, Segal E, Elinav E. The pros, cons, and many unknowns of probiotics. *Nat Med.* 2019;25(5):716-729. DOI:10.1038/s41591-019-0439-x.

[127] Hemarajata P, Versalovic J. Effects of probiotics on gut microbiota: mechanisms of intestinal immunomodulation and neuromodulation. *Therap Adv Gastroenterol.* 2013;6(1):39-51. DOI:10.1177/1756283X12459294.

[128] Pique N, Berlanga M, Minana-Galbis D. Health Benefits of Heat-Killed (Tyndallized) Probiotics: An Overview. *Int J Mol Sci.* 2019;20(10):2534. DOI:10.3390/ijms20102534.

[129] Akter S, Park J, Jung HK. Potential Health-Promoting Benefits of Paraprobiotics, Inactivated Probiotic Cells. *J Microbiol Biotechnol.* 2020;30(4):477-481. DOI:10.4014/jmb.1911.11019.

[130] Samec D, Karalija E, Sola I, Vujcic Bok V, Salopek-Sondi B. The Role of Polyphenols in Abiotic Stress Response: The Influence of Molecular Structure. *Plants (Basel).* 2021;10(1):118. DOI:10.3390/plants10010118.

[131] Cory H, Passarelli S, Szeto J, Tamez M, Mattei J. The Role of Polyphenols in Human Health and Food Systems: A Mini-Review. *Front Nutr.* 2018;5:87. DOI:10.3389/fnut.2018.00087.

[132] Scalbert A, Morand C, Manach C, Remesy C. Absorption and metabolism of polyphenols in the gut and impact on health. *Biomed Pharmacother.* 2002;56(6):276-282. DOI:10.1016/s0753-3322(02)00205-6.

[133] Kumar Singh A, Cabral C, Kumar R, Ganguly R, Kumar Rana H, Gupta A, *et al.* Beneficial Effects of Dietary Polyphenols on Gut Microbiota and Strategies to Improve Delivery Efficiency. *Nutrients.* 2019;11(9):2216. DOI:10.3390/nu11092216.

[134] Tomas-Barberan FA, Selma MV, Espin JC. Interactions of gut microbiota with dietary polyphenols and consequences to human health. *Curr Opin Clin Nutr Metab Care.* 2016;19(6):471-476. DOI:10.1097/MCO.0000000000000314.

[135] Correa TAF, Rogero MM, Hassimotto NMA, Lajolo FM. The Two-Way Polyphenols-Microbiota Interactions and Their Effects on Obesity and Related Metabolic Diseases. *Front Nutr.* 2019;6:188. DOI:10.3389/fnut.2019.00188.

[136] Springer M, Moco S. Resveratrol and Its Human Metabolites-Effects on Metabolic Health and Obesity. *Nutrients.* 2019;11(1):143. DOI:10.3390/nu11010143.

[137] Trepiana J, Krisa S, Portillo MP. Activity of Pterostilbene Metabolites against Liver Steatosis in Cultured Hepatocytes. *Molecules.* 2020;25(22):5444. DOI:10.3390/molecules25225444.

[138] Bures J, Cyrany J, Kohoutova D, Forstl M, Rejchrt S, Kvetina J, *et al.* Small intestinal bacterial overgrowth syndrome. *World J Gastroenterol.* 2010;16(24):2978-2990. DOI:10.3748/wjg.v16.i24.2978.

[139] Banaszak M, Gorna I, Wozniak D, Przyslawski J, Drzymala-Czyz S. Association between Gut Dysbiosis and the Occurrence of SIBO, LIBO, SIFO and IMO. *Microorganisms.* 2023;11(3):573. DOI:10.3390/microorganisms11030573.

[140] Avelar Rodriguez D, Ryan PM, Toro Monjaraz EM, Ramirez Mayans JA, Quigley EM. Small Intestinal Bacterial Overgrowth in Children: A State-Of-The-Art Review. *Front Pediatr.* 2019;7:363. DOI:10.3389/fped.2019.00363.

[141] SIBO Academy. SIBO and Nighttime Symptoms: Recognizing the Signs and Tips for Relief at Night. Disponible en:https://sibo-academy.de/en/blog/beitraege_sibo/recognizing-nighttime-symptoms-of-sibo/#kapitel2_nachts.

[142] Giannella RA, Broitman SA, Zamcheck N. Competition between bacteria and intrinsic factor for vitamin B 12 : implications for vitamin B 12 malabsorption in intestinal bacterial overgrowth. *Gastroenterology.* 1972;62(2):255-260.

[143] Wielgosz-Grochowska JP, Domanski N, Drywien ME. Identification of SIBO Subtypes along with Nutritional Status and Diet as Key Elements of SIBO Therapy. *Int J Mol Sci.* 2024;25(13):7341. DOI:10.3390/ijms25137341.

[144] Alcedo Gonzalez J, Estremera-Arevalo F, Cobian Malaver J, Santos Vicente J, Alcala-Gonzalez LG, Naves J, *et al.* Common questions and rationale answers about the intestinal bacterial overgrowth syndrome (SIBO). *Gastroenterol Hepatol.* 2025;48(2):502216. DOI:10.1016/j.gastrohep.2024.502216.

[145] Achufusi TGO, Sharma A, Zamora EA, Manocha D. Small Intestinal Bacterial Overgrowth: Comprehensive Review of Diagnosis, Prevention, and Treatment Methods. *Cureus.* 2020;12(6):e8860. DOI:10.7759/cureus.8860.

[146] Wielgosz-Grochowska JP, Domanski N, Drywien ME. Efficacy of an Irritable Bowel Syndrome Diet in the Treatment of Small Intestinal Bacterial Overgrowth: A Narrative Review. *Nutrients.* 2022;14(16):3382. DOI:10.3390/nu14163382.